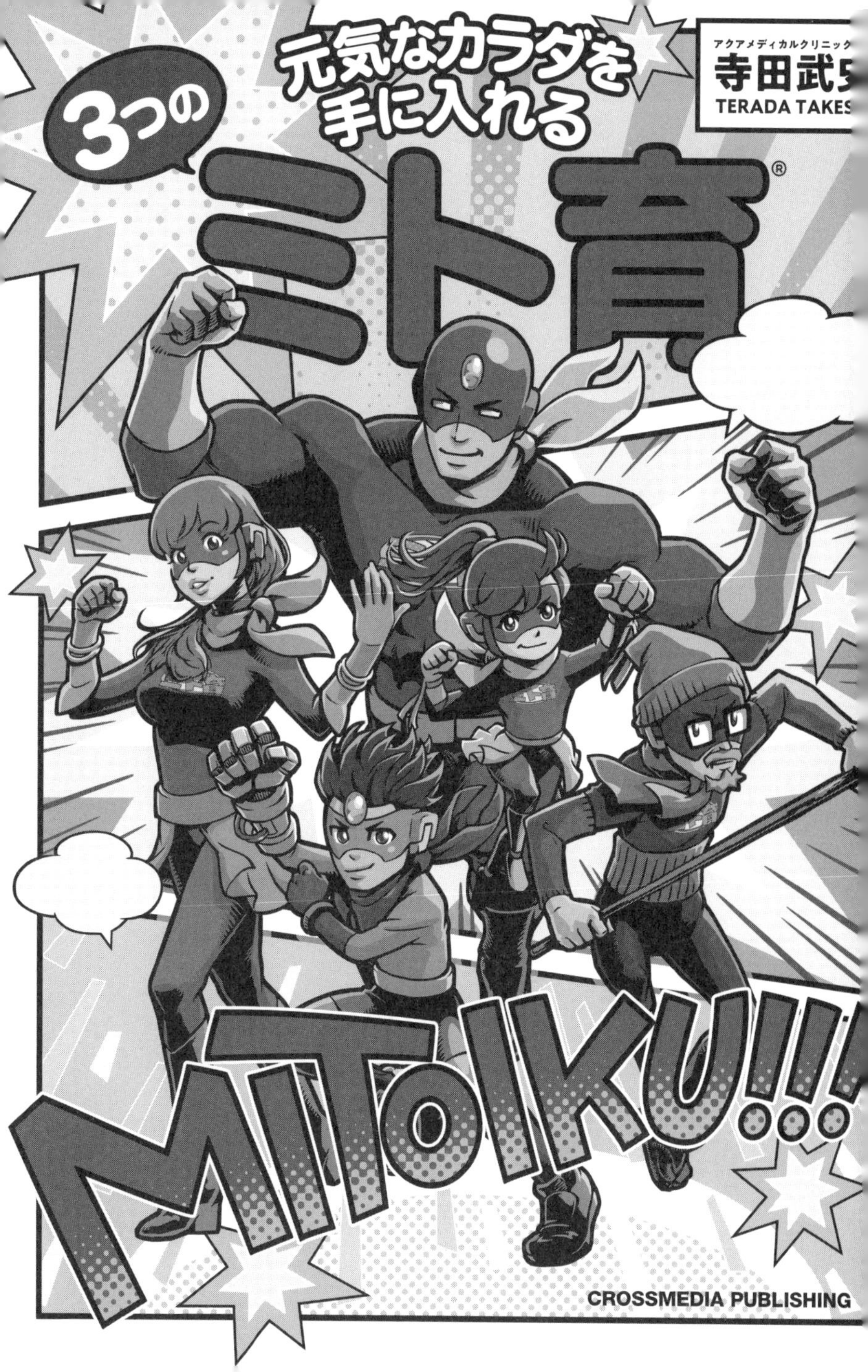

元気なカラダを
手に入れる
3つの
ミト育®
アクアメディカルクリニック
寺田武
TERADA TAKES
MITOIKU!!!
CROSSMEDIA PUBLISHING

MITOIKU!!!

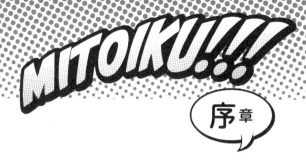

序章

不調知らず！
アイアンマンドクターの元気の秘訣は
「ミト育」にあった！

☆226キロメートルを1日で完走！　過酷な「アイアンマン」

東京都江東区亀戸。東京スカイツリーを臨み、亀戸天神に見守られた静かな住宅街の一角にあるクリニックで、私は内科、消化器内科、外科の診療を日々行っている「町医者」です。

一方で、趣味として長年続けているのが「トライアスロン」です。中でも私が出場しているのが「ＩＲＯＮＭＡＮ（アイアンマン）」というレースです。

アイアンマン、ご存じですか？　スイム3・8キロメートル、バイク180キロメートル、そして最後はフルマラソン42キロメートル。合計140・6マイル（約226キロメートル）を約15時間以内で完走するという過酷なレースを、もう10年以上も続けています。

日本ではアイアンマンのレースは開催されないので、毎年ヨーロッパを中心にレースを転戦しています。体力が続く限り、アイアンマンであり続けたい！　そう思っています。

「そんな過酷なレース、何が楽しいの？」――と、よく聞かれます。ただ、これだけは理屈では説明できません。アイアンマンに出た人にしかわからない、言葉にはできない高揚感があるのです。

「生きて帰って来れますように……」

レースが始まる前は、海を目の前にいつも手を合わせ、神様や家族に感謝して、お祈りをしてからスイムに入ります。

そして「プワーン！」という長いサイレンとともにレースが始まるのですが、始まって5分もしないうちに、泳ぎながら「オレ、何やってるんだろう……？」という、疑問と後悔がないまぜになったような気持ちがわいてきます。その後もバイク、マラソンと、先の見えないゴールをめざしながら「オレ、何やってるんだろう……？」と、12時間もの間延々と繰り返すわけです。

約半日をかけて、ようやく最後の「ＩＲＯＮＭＡＮ」と書かれたゴールが見えてきます。そのゴール前に敷かれている、数10メートルもある赤い絨毯の上を、両手を広げて走り抜ける時、両脇からは大歓声が鳴り響き、まるで観客の全員が自分を待っていたかのように、手拍子をして出迎えてくれます。

「You are an IRONMAN!!!」

その瞬間は痺れます。1年間、いや10年以上もの間、辛いトレーニングを続けてきた苦しみが一気に吹き飛び、喜びに変わる瞬間です。

☆アイアンマンドクターの元気の源「ミトコンドリア」

そんなアイアンマンレースに魅了され続けている私は、今年（2023年）で55歳になります。実は、あの国民的アニメ「サザエさん」の波平さん、磯野波平と同い年です。

こういう話を講演などでよくするのですが、「えーっ！」「とても見えません！」と驚かれます。若く見られることは悪い気はしないのですが、見た目だけでなく、心身のパフォーマンスも若い30代の頃と変わらないと思っています。だからこそ、50を過ぎた今も、アイアンマンのような過酷なレースに出続けられています。

「どうしたら寺田先生のように、仕事でも趣味でも元気を保つことができますか？」

患者さんからもよく聞かれます。その時に私が「これが元気の源なんですよ」と必ずお話しするものがあります。それが、「ミトコンドリア」です。

私たちの体は、37兆個の細胞でできているといわれています。その細胞一つひとつに存在しているのがミトコンドリアという「エネルギー工場」です（赤血球などミトコンドリアが存在しない細胞もあります）。

私たちが生きていく中で欠かすことのできないエネルギーは「アデノシン三リン酸（ATP）」です。そのATPを絶えずつくり出している工場が、ミトコンドリアです。

心身のパフォーマンスを高め、維持するうえで、このミトコンドリアの話は避けて通れません。現在でも元気にアイアンマンレースに出場できているのも、実は常に細胞内のミトコンドリアを元気にすることを意識し、日ごろの生活習慣で実践しているからだと思っています。

決して皆さんに「私のようにアイアンマンになってください！」と言いたいわけではありません。ただ、アイアンマンのように、とまではいかなくても、心と体を元気に保ち、パフォーマンスを維持することは十分に可能です。そのことをお伝えしたく、この本を書きました。そのカギを握っているのが、ミトコンドリアなのです。

☆「食育」と並んで「ミト育®」を広めたい！

「食育」という言葉は、世の中にかなり浸透しています。健康な暮らしを送るために、正しい食生活や栄養の摂り方を知る、つまり食育を学ぶことは、今日では必須のリテラシーといえるでしょう。子どもの頃から適切な食育を受けることで、栄養バランスからマナーまで、食に関する基本的な知識と実践力を身につけることができます。

その「食育」について、農林水産省では次のように定義しています。

食育は、生きる上での基本であって、知育・徳育・体育の基礎となるものであり、様々な経験を通じて「食」に関する知識と「食」を選択する力を習得し、健全な食生活を実現することができる人間を育てることです。

（https://www.maff.go.jp/j/syokuiku/）


つまり、「知育（知識（知）を育てること）」「徳育（道徳（心）を育てること）」「体育（体（身）を育てること）」の土台として、「食育」がある、というわけです。

この「食育」と同じくらい、知・心・身を支える大事な土台といってもよいのが、ミトコンドリアを育てること、つまり「ミト育」だと私は考えています。食育と並ぶ新しいリテラシーとして「ミト育」を広めたい。それが、本書に込めた一番の思いです。

ミトコンドリア一つひとつは、電子顕微鏡でしか見えないような、小さな小さな細胞小器官にすぎません。しかし、それが37兆個も集まると、人間の約10パーセント、50キログラムの体重の人なら5キログラムも体内に存在するといわれています。体の中で一番大きな臓器である肝臓の重さがおよそ1・5キログラム。ミトコンドリアは、実にその3倍以上！　どうでしょうか。ミトコンドリアの大切さが実感できませんか？

☆本書の構成

代謝するにも、解毒するにも、呼吸をするにも、そして体を動かすにも、生きていくうえでとても重要な役割を果たすミトコンドリア。そのミトコンドリアを元気に〝育てる〟ことが、私たちが心身のパフォーマンスを高め、維持するために必要です。その方法を「ミト育」としてまとめたのが本書です。

これから本書を読んでいただくにあたって、全体の構成についてお話しします。

第1章では、私たちの心身のパフォーマンスを高め、元気を保つカギを握る「ミトコンドリア」の役割と、そのミトコンドリアの機能を高めるための「ミト育」についてお話しします。

その「ミト育」は、次の「3つの〝整える〟」で構成されます。また、その「ミト育」

を実践するうえでは、何よりバランスのとれた「食事」が土台となります。それらのポイントは、次の流れでお話しします。

第2章……「ミト育」の土台をつくる「食事」
第3章……【ミト育①】腸内環境を整える
第4章……【ミト育②】肝臓デトックス機能を整える
第5章……【ミト育③】抗酸化機能を整える

本書を開いて、さっそく「ミト育」を始めましょう！

本書の構成

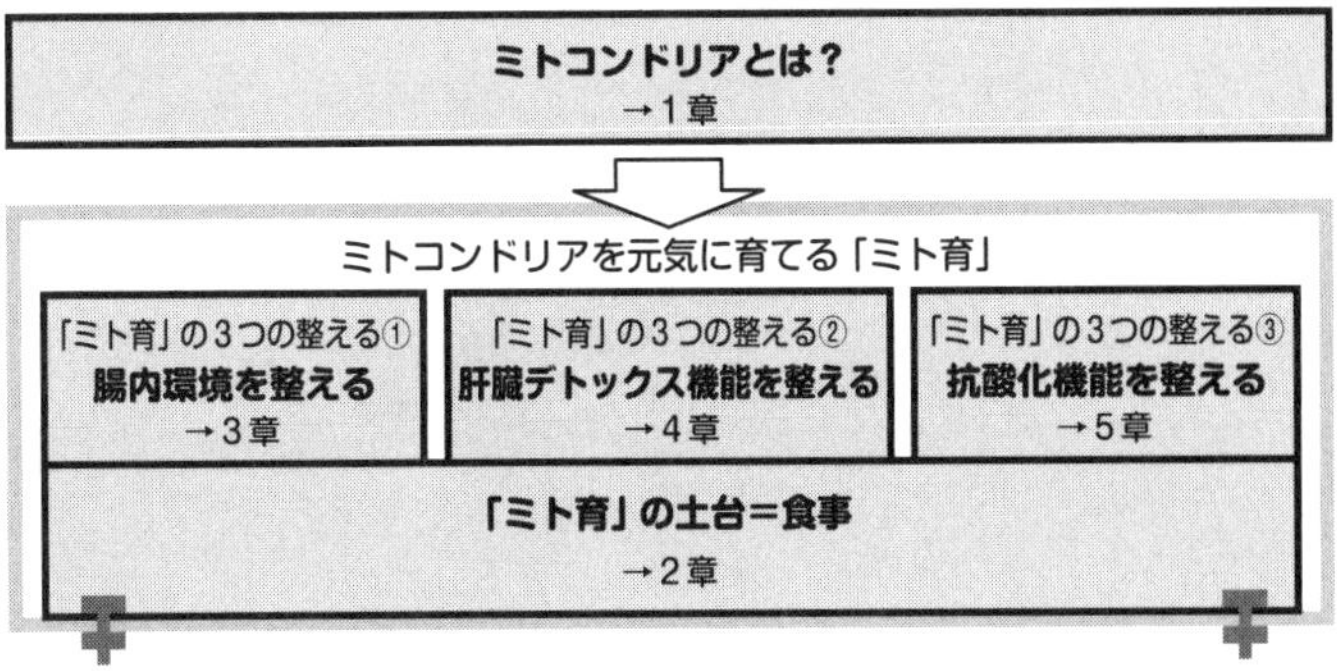

序章

不調知らず！　アイアンマンドクターの元気の秘訣は「ミト育」にあった！

226キロメートルを1日で完走！　過酷な「アイアンマン」……4
アイアンマンドクターの元気の源「ミトコンドリア」……6
「食育」と並んで「ミト育」を広めたい！……8
本書の構成……10

第1章

心と体のパフォーマンスを保つ「ミト育」とは？

1-1 なぜ、心と体のパフォーマンスが落ちるのか？……20
病気でないのに体が辛い……その正体は？……20
「未病」の原因は小さな臓器「副腎」にある？……22
コルチゾールの乱れが様々な不調を引き起こす……24

1-2 37兆個の「エネルギー工場」・ミトコンドリア……28
私たちの体にある「ミトコンドリア」とは？……28
ミトコンドリア内でATPをつくり出すメカニズム……29
ATPの材料は「炭水化物・脂質・タンパク質」の3つ……33

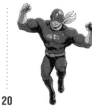

1-3 心身の不調は「ミトコンドリアの機能低下」が原因？……35
不調の原因はミトコンドリアの機能低下による「充電切れ」……35
ミトコンドリアの機能低下の原因を「4つのプロセス」から解き明かす……37
ミトコンドリアの機能低下をもたらす「3つの原因」……41
ミトコンドリアを元気に「育てる」！「ミト育」とは？……43
「運動」がミトコンドリアを増やす……45

第2章
「ミト育」の土台をつくる！『食事』の基本

2-1 私たちの体は「私たちが食べたもの」でできている……50
ミトコンドリア活性化の出発点は「食事」から……50
栄養に必要な3つの視点「摂取・吸収・消費」……53
運動の後の「ごほうび」は間違い！……56

2-2 エネルギーの源「炭水化物・脂質・タンパク質」……59
人間のエネルギーは「3種類の栄養素」からしかつくれない……59
過度な糖質制限は危険！……61
寝ている間にエネルギーをつくる「糖新生」……62
タンパク質を摂るなら「消化酵素」とセットで……64

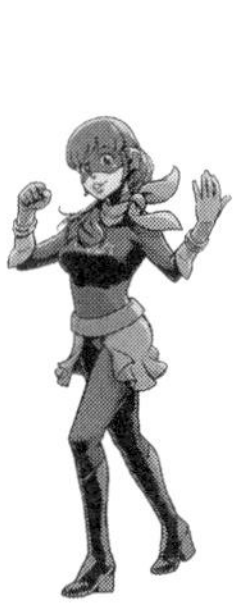

2-3 エネルギーをつくるために必須な「ミネラル」……68
知っているようで知らない？「ミネラル」とは……68
体内の「酵素活性」に欠かせないミネラル……70
ミトコンドリア内でのミネラルのはたらき……71
必須のミネラル「マグネシウム・亜鉛・鉄」……74
一番重要なミネラルとは？……76
2-4 栄養状態を整える食事……81
食事の基本「ま・ご・わ・や・さ・し・い」……81
主食は「玄米」が最適……82
「脂」を見直そう……86
ミネラルの吸収効率を高める「有機酸」……89
どれかひとつサプリメントを選ぶなら「消化酵素」……91
「避けたほうがよい」食物とは？……92

第3章
「ミト育」の3つの〝整える〟①
腸内環境を整える

3-1 すべての病気は「腸」から始まる……96
腸の大事な「3つのはたらき」……96

腸内環境のカギを握る「短鎖脂肪酸」……100
アスリートの驚くべき腸内環境……103
腸内細菌叢は「産まれた時」に形成される？……106
腸内環境の乱れが「不眠」を引き起こす？……107

3-2 毒素が体内に漏れ出る？「リーキーガット症候群」……110
「リーキーガット症候群」とは？……110
腸内環境の悪化が脳にも影響を及ぼす？……113

3-3 腸内環境を悪化させる原因は？……116
リーキーガットを引き起こす食物とは？……116
知らず知らずのうちに腸内に忍び込む「毒素」……118
カビの一種「カンジダ菌」が腸内環境を乱す……119

3-4 腸内環境を整えるには？……122
正常な腸内環境を保つには「摂る」より「摂らない」……122
小麦が腸内環境を乱す「3つの理由」……124
「牛乳を飲むとお腹がゴロゴロする」のは日本人に多い？……127
「トランス脂肪酸」はプラスチックを食べているのと同じ！……130
「精製糖質」は悪玉菌・カビの大好物……131
日本が誇るスーパーフード「味噌」……133

第4章

「ミト育」の3つの〝整える〟②
肝臓デトックス機能を整える

4-1 私たちを病気から守る〝最後の砦〟肝臓デトックス……136
生きているだけで蓄積していく毒素……136
ミトコンドリアに影響を与える「重金属」……139
デトックスの「3フェーズ」……141
デトックス機能の〝第一関門〟は「腸内環境」！……143
デトックスのカギを握る「グルタチオン」と「メチレーション回路」……145
4-2 デトックス機能を正常に保つには？……148
デトックス治療の最大のボトルネック「脂肪肝」……148
腸の乱れは肝臓の乱れ……150
メチレーション回路を邪魔する要因とは？……151
4-3 肝臓のデトックス機能を正常に保つには？……155
デトックス機能を高める「睡眠」……155
デトックスのフェーズごとに効果的なサプリメント……157

第5章

「ミト育」の3つの〝整える〟③ 抗酸化機能を整える

5-1 私たちの健康を脅かす？ 活性酸素……160
活性酸素の酸化力は「もろ刃の剣」……160
ミトコンドリアから活性酸素が発生する仕組み……163
様々な原因で発生する活性酸素……165
5-2 抗酸化の仕組みと酸化ストレス……168
活性酸素を消す「抗酸化防御機構」の仕組み……168
老化を促進する「酸化ストレス」と「フリーラジカル反応」……171
「酸化」とあわせて知っておきたい！ 「糖化」のおそろしさ……173
「酸化」「抗酸化」「糖化」の関係を〝車〟にたとえると……175
5-3 抗酸化機能を正常に保つには？……177
抗酸化酵素を増やすには……177
デトックスにも抗酸化対策にも重要な「グルタチオン」……180
「アスタキサンチン」の強力な抗酸化力……182
「サケの身はなぜ赤い？」にまつわるドラマ……183

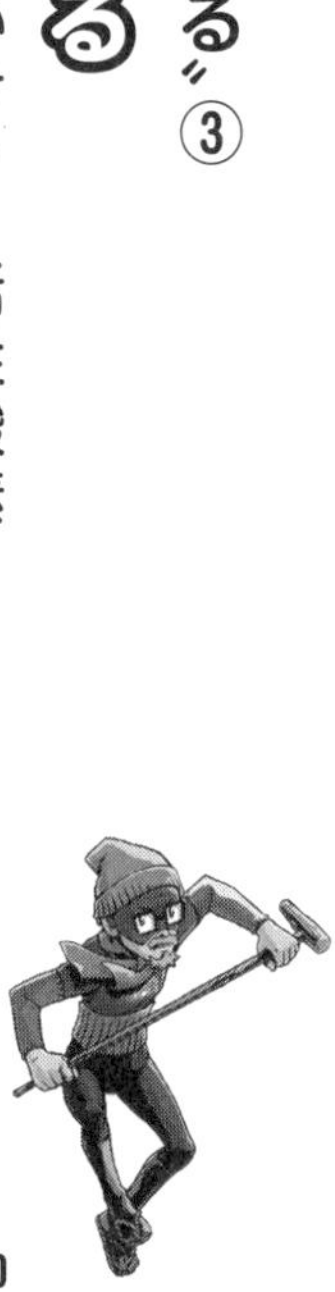

5-4
適度な運動は活性酸素から身を守る〝サプリメント〟……186
運動不足が活性酸素を増やす？……186
トライアスリートに「しわくちゃな人」が多いワケ……187
「適度な運動」は抗酸化防御機能を高めてくれる……190
運動という〝サプリメント〟から始めてみよう……194

付録
「ミト育」を始めるにあたってのセルフチェックリスト……196

あとがき……200

カバーデザイン　金澤浩二
カバーイラスト　平戸三平
本文デザイン・DTP　安井智弘
本文イラスト（一部）　PIXTA

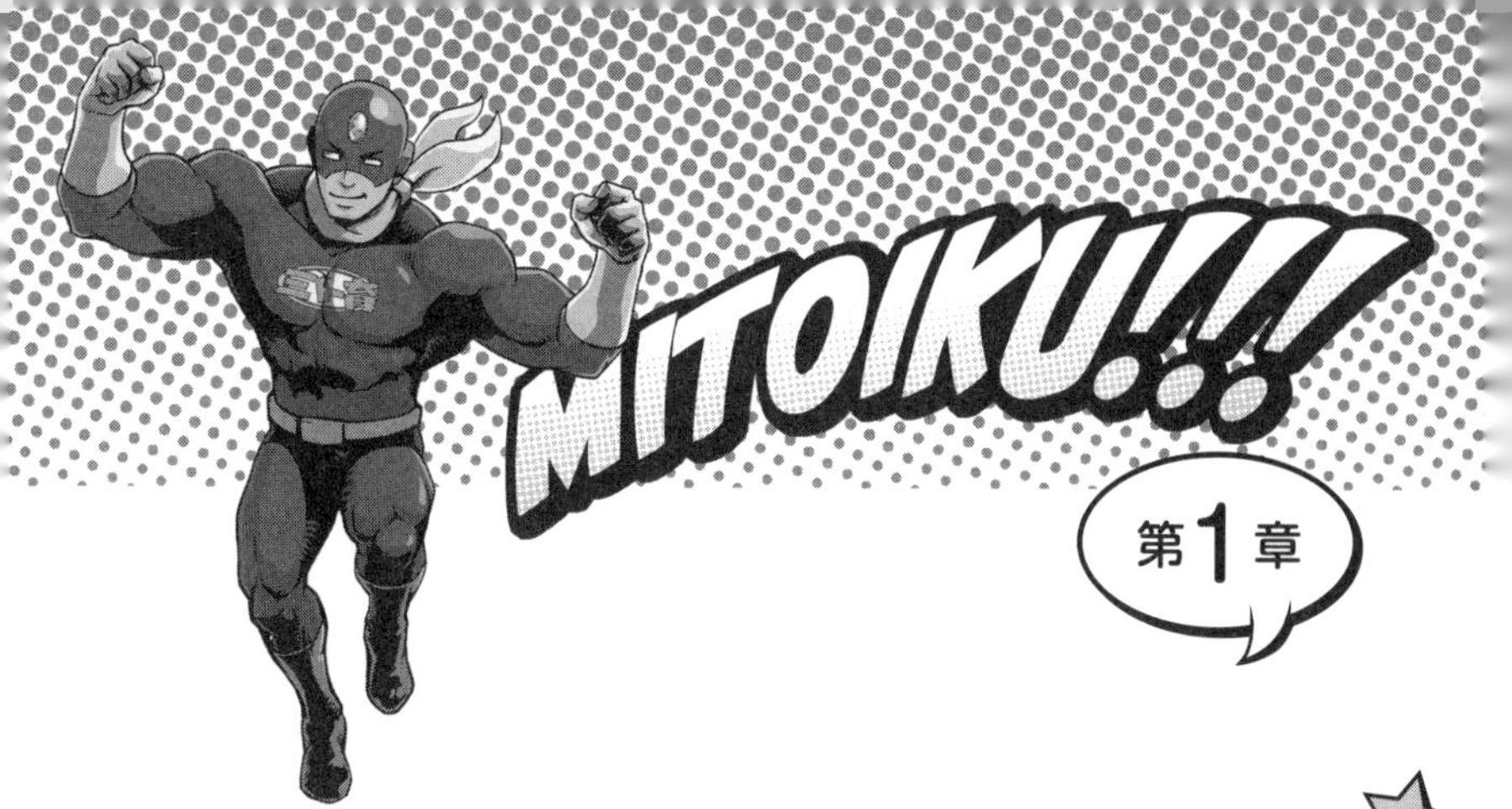

第1章

心と体のパフォーマンスを保つ
「ミト育」とは？

1-1 なぜ、心と体のパフォーマンスが落ちるのか？

☆病気でないのに体が辛い……その正体は？

「先生、実はここのところ、なんだか腰がずっと痛くて……」

さて、この日も東京・亀戸の私のクリニックに患者さんが来ました。整形外科で診てもらってもはっきり原因が見つからず「なんともありませんよ」と言われ、シップをもらって帰されてしまったそうです。

この患者さんの他にも、同様に「肩が痛い」「頭が痛い」と原因不明の不調を訴える患者さんは非常に多くいます。このような整形外科的な痛みは、実は「副腎疲労」が原因であることが多いです。

副腎疲労については前著『なぜ、人は病気になるのか？』にて詳しく説明しましたが、本書でも後ほど簡単に触れます。副腎疲労の状態が生じると、副腎から分泌される「コルチゾール」というストレスホルモンが過剰に分泌され、その後コルチゾールが枯渇していくようなことがあると、それを補うような形で興奮をもたらす神経伝達物質である「アドレナリン」がどんどん出されます。寝ている間も出っぱなしなので、体の中でボクシングが行われているようなもの。ずっと緊張したまま反り腰の状態で寝ているので、腰痛になるのです。

他にも、私のもとに相談が寄せられる心身の不調には次のようなものがあります。

・体が重い、寝ても疲労が取れない、夜なかなか眠れない
・イライラする、気分が落ち込む、やる気がなくなる、集中力がない
・顔や体にブツブツができる、皮膚炎になる

・冷える、月経不順、ＰＭＳ（月経前症候群）がある
・頭が痛い、動悸がある
・抜け毛が多い

いずれも、なんとなく体調がすぐれないけど、はっきりとした原因が特定できない症状ばかり。はっきりとした異常が認められないだけに、医師も明確な診断を下せません。したがって、「異常はありません」と言って薬だけ渡される。でも、当の本人は「異常はないって言われても、こんなに辛いのに……」とモヤモヤしたまま病院を出る、というパターンです。読者の方の中にも、経験があるかもしれません。

☆「未病」の原因は小さな臓器「副腎」にある？

しかし、実際には「正常」と「異常」の境目ははっきり線引きできるものではなく、グラデーションで連続的につながっています。この、病気にいたる前の状態を「未病」といいます。

日常生活において「なんだか最近疲れやすい……」「なんだか元気が出ないな……」といった不調の正体がこの「未病」です。

この「未病」の状態を放置しておくと、それはやがて「病気」に至ります。

その内容を簡単に紹介すると、その「未病」の正体ともいえるのが「副腎疲労」という現象です。読者の中には、名前を聞いたことがある、という人もいるかもしれません。

私たちの体は、様々なストレスホルモンを分泌しながら、心身のバランスを保っています。その中でもとりわけ重要なのが、副腎という小さな臓器から分泌される「コルチゾール」という抗ストレスホルモンです。

私たちの体の、腰より少し上の背中側に左右の腎臓があります。その腎臓の上にある、直径3センチほどの小さな三角帽子のような臓器が副腎です。

副腎には、様々な種類の抗ストレスホルモンを分泌することで、体内環境を常にちょうどよい状態に保つ役割があります。外から物理的・精神的なあらゆるストレスを受けても、副腎から分泌される抗ストレスホルモンが、心身の状態を正常な状態へと引き戻してくれます。

その抗ストレスホルモンの中でも、私たちの体にとって大切なはたらきを担っているのが「コルチゾール」というホルモンです。そのはたらきには大きく次の①～⑦があります。中でも、①血糖を上昇させる、②抗炎症、③抗ストレス、の3つは、コルチゾールのはたらきとして特に重要です。

☆コルチゾールの乱れが様々な不調を引き起こす

その副腎からコルチゾールの分泌が乱れ、心身の不調が生じる現象は、わかりやすくイメージできるように「副腎疲労」と呼ば

図表1-1　コルチゾールの主なはたらき

①血糖を上昇させる	肝臓の中で糖をつくる（糖新生）の際に、コルチゾールを分泌することで血糖を上げる
②抗炎症	強力な抗炎症作用を持ち、生体防御反応としての炎症を抑える
③抗ストレス	人はストレスがかかると、体を守ろうと、糖新生、脂肪の分解、血圧上昇など活動のためのエネルギーを生み出す
④抗アレルギー	過剰な炎症を抑えることで、アレルギー反応を軽減する
⑤免疫抑制	免疫（体にとっての異物を攻撃し破壊する）のはたらきを抑制し、免疫系の病気の勢いを鎮める
⑥タンパク質の異化亢進、脂肪の分解	筋肉中のタンパク質分解を促進して糖を合成しエネルギーに変える
⑦1日の活動リズムを整える	恒常性（ホメオスタシス）を保ち、全身の活動性を維持する。睡眠のリズムやストレスをコントロールする

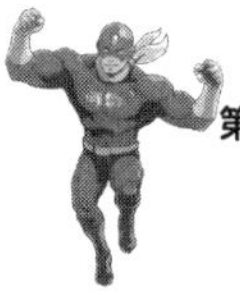

れます。

コルチゾールの分泌のコントロールが乱れる、つまり過剰になったり、あるいは少なくなったりすることで、次のような心身の不調が生じます。

- 朝起きられない
- 寝ても疲れが取れない
- 気持ちが落ち込む
- すぐ病気になりやすい
- 月経前症候群
- しょっぱいものが欲しくなる
- 低血糖（甘いものが無性に欲しくなる）
- 性欲がなくなる
- タバコやコーヒーを過剰に欲する
- やる気がなくなる（何をしてもつまらない）
- 日中はだるくて夕方になると元気になる

・キレやすい
・夜に目が覚めてしまう

お気づきの人もいると思いますが、ここに挙げた症状の多くが、まさに先ほどお話しした心身の不調、つまり「未病」の症状です。体内を正常に保つ役割を果たしているコルチゾールの分泌に乱れが生じることによって、体内のコントロールがうまくいかなかった結果生じるのです。

その副腎疲労は、様々な原因によって引き起こされます。その中でも大きな影響を与えるものを、前著では「5つの根本原因」として紹介しました。

①慢性炎症
②睡眠不足
③低血糖
④運動不足

⑤ストレス

この「5つの根本原因」がすべての病気の引き金となります。それは風邪であろうと、高血圧であろうと、糖尿病であろうと、過敏性腸症候群であろうと、そしてがんであろうと、ここから病気が始まります。そしてそこに、ミトコンドリアの機能低下、甲状腺ホルモンや性ホルモンなどの分泌異常、セロトニン、ドーパミンなどの神経伝達物質の異常が加わって、腸内環境の乱れにつながり、肝臓のデトックスがうまくいかずに毒素が溜まる。だから病気になるのです。

そして、この「5つの根本原因」のすべてに関わっている、ある重要な体の機能があります。それが、本書の〝主役〟である「ミトコンドリア」です。

1-2

37兆個の「エネルギー工場」・ミトコンドリア

☆私たちの体にある「ミトコンドリア」とは？

さて、ここからいよいよ、本書の〝主役〟であるミトコンドリアの話に入ります。

ミトコンドリアという言葉自体は、中学校の理科の教科書にも登場するので、聞いたことがあるという人は多いと思います。では、ミトコンドリアとはどんな役割を果たす機能なのか？　と聞かれるとよくわからないという人も多いでしょう。ミトコンドリアとはいったいなんでしょうか？

私たちの体は、最小単位である細胞が約37兆個も寄り集まってできているといわれています。その細胞の中では、核（細胞核）を中心に小胞体、ゴルジ体などの様々な細胞小器官が集まっており、それぞれが細胞の営みに関わっています。その細胞小器官のひとつがミトコンドリアです。

細胞内におけるミトコンドリアの、最も重要な役割は、「アデノシン三リン酸（ＡＴＰ）」というエネルギー物質をつくり出すことです。

息をする。体を動かす。代謝する。解毒する。——人間は、生きていくうえで様々な体内活動を、起きている間も寝ている間も行っています。それらの体内活動に必要なエネルギーこそがＡＴＰです。ミトコンドリアは、そのＡＴＰをつくり出す「エネルギー工場」であり、それにより37兆個もの細胞が、24時間絶えず稼働することができるのです（赤血球のようにミトコンドリアを持たない細胞もあります）。

☆ミトコンドリア内でＡＴＰをつくり出すメカニズム

体内の「エネルギー工場」であるミトコンドリアでＡＴＰがつくられるメカニズムを見てみましょう。

ATPがつくられる場所は、ミトコンドリアの「外」と「中」に大きく分けられます。ミトコンドリアの「外」では「解糖系（細胞質基質）」というメカニズムによって、食物などから摂取したグルコースをピルビン酸へと変換します。その工程で、1個のグルコースから2個のATPを生み出します。

一方、ミトコンドリアの「中」では「クエン酸回路（TCAサイクル）」と「電子伝達系」というふたつのメカニズムがあり、合計で36個ものATPがつくられます。

解糖系を通じて生成されたピルビン酸は、ミトコンドリアの中に入り、「アセチルCoA」という物質に変換され、クエン酸回路に入ります。そこでクエン酸→α-ケトグルタル酸→コハク酸などと代謝を繰り返し、再びクエン酸へと合成されます。このクエン酸回路の工程から、2個のATPがつくられます。

さらに、このクエン酸回路の工程でつくられた補酵素（NADH, $FADH_2$）がミトコンドリアの内膜に入り、電子の運搬役であるH^+（プロトン）という水素イオンをミトコンドリアの外膜と内膜のすき間の「膜間腔（膜間スペース）」に溜めていきます。

そのようにして溜まっていったプロトンが、膜間スペースからマトリックス内へとウォ

図表1-2　ミトコンドリアの構造

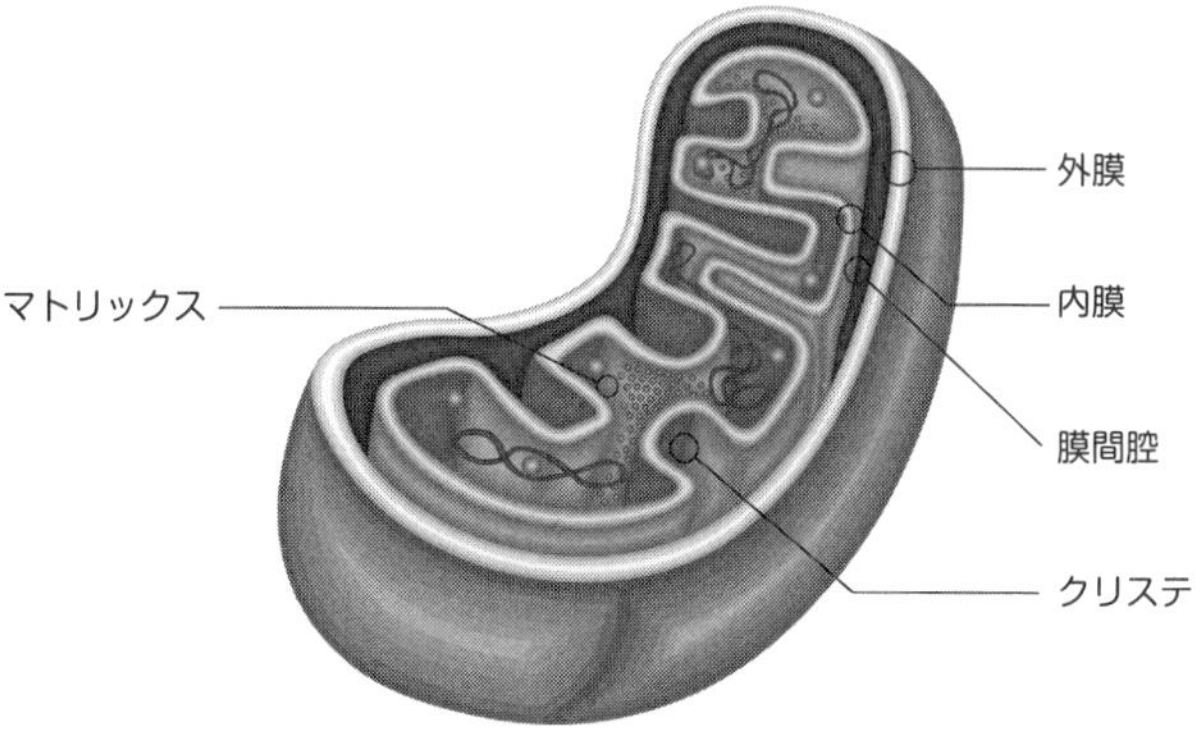

図表1-3　ATPがつくられるメカニズム

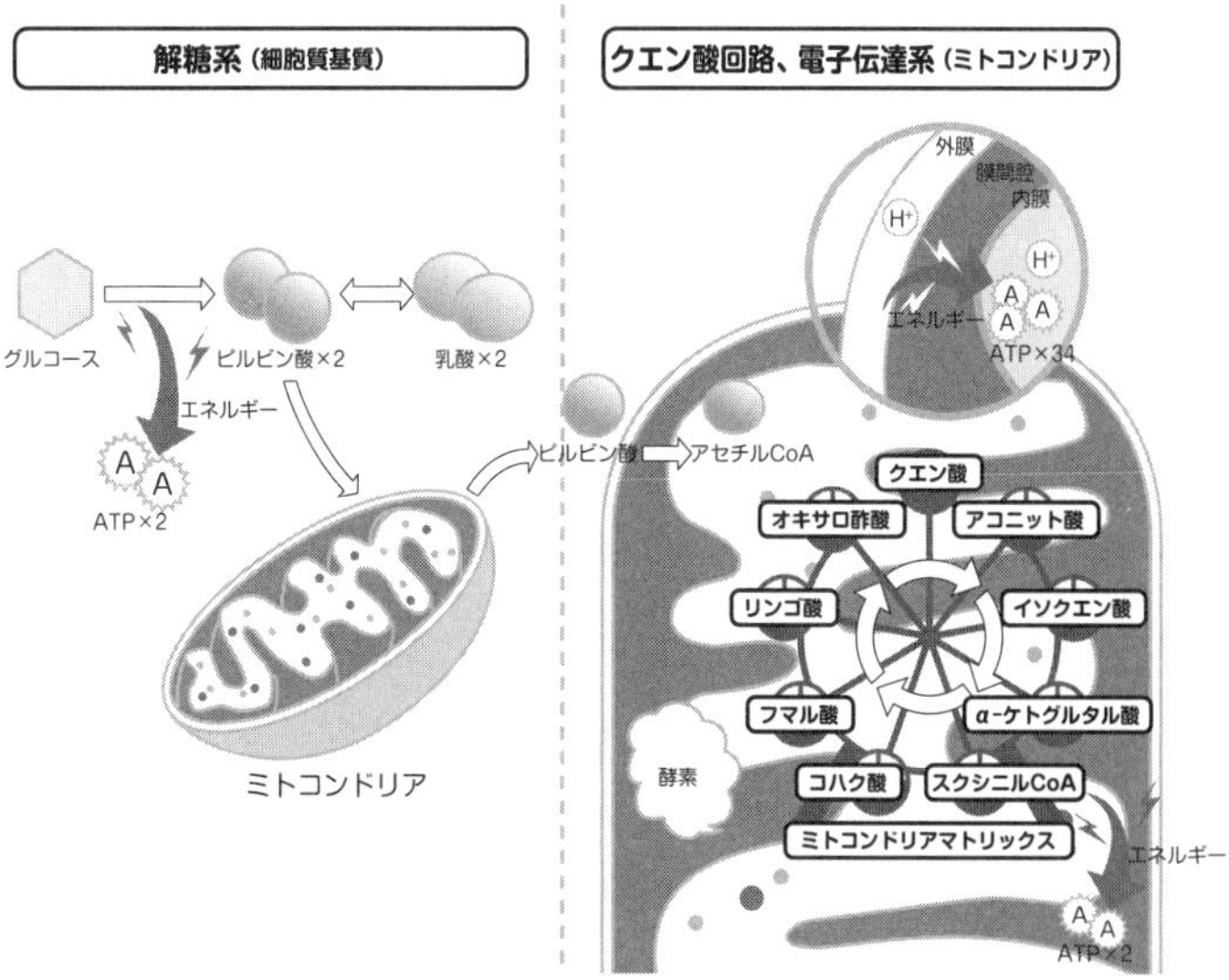

〈ミトコンドリア外〉　〈ミトコンドリア内〉

ータースライダーのように勢いよく流れ出します。その際に生じたエネルギーからATPがつくられます。大量に溜まったプロトンを一気に流し込むことでATPをつくるメカニズムを「プロトンポンプ」ともいいます。

耳慣れない単語をたくさん並べてしまいましたが、これらの細かい単語やメカニズムは覚える必要はありません。ここで重要なのは、ミトコンドリアの「中」では1個のグルコースから36個ものATPがつくられ、「外」の解糖系が2個のATPをつくり出すのに比べて、実に18倍ものエネルギー産生能力を持っている、ということです。ミトコンドリアが人間の生命維持にとって欠かせない「エネルギー工場」といえる理由はここにあります。

もうひとつ、ミトコンドリアの「外」と「中」でATPを産生するメカニズムの違いは、酸素を必要とするか否かという点にもあります。解糖系は、酸素を必要とせずにATPをつくり出せる工程です。短距離走や重いものを持ち上げる時など、酸素の供給が間に合わないような状況でも、解糖系は瞬時に必要なATPをつくることができるという点で、私たちの活動に欠かせません。

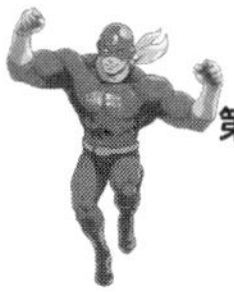

一方のミトコンドリアの「中」、クエン酸回路・電子伝達系でATPをつくり出すには酸素を必要とします。なぜ必要なのかをお話しするには難しい解説が必要なので、ここでは「ミトコンドリアの中でATPをつくるには、酸素が必要なんだ」とだけわかれば十分です。

☆ATPの材料は「炭水化物・脂質・タンパク質」の3つ

ミトコンドリアがつくり出すATPの材料となる栄養素は「炭水化物（糖質）・脂質・タンパク質」の3つです。中でも私たちが日々食べているパンやご飯、麺などに含まれる炭水化物は直接エネルギーのもとになる栄養素です。

糖質は体の中で消化・吸収されてグルコース（ブドウ糖）に変換されます。私たちがよく耳にする「血糖値」とは、そのグルコースが血液中に含まれる濃度のことです。

血糖値が低い「低血糖」の状態では、ミトコンドリアで十分にATPをつくり出すことができません。巷では高血糖の弊害ばかりが喧伝され、血糖値を下げる効果をうたった食品なども数多く出回っています。「糖質制限ダイエット」などもよくメディアで取り上げられていますね。しかし、血糖値を下げようとするあまり血糖が欠乏してしまうのは、エネルギーが人間の生命に不可欠ということを考えると本末転倒であり、時に生命をも脅かしかねません。

1-3 心身の不調は「ミトコンドリアの機能低下」が原因？

☆不調の原因はミトコンドリアの機能低下による「充電切れ」

ミトコンドリアはエネルギー＝ＡＴＰをつくり出す「エネルギー工場」である、とお話ししました。そのミトコンドリアの機能が低下するということは、すなわち十分にＡＴＰがつくられなくなるということ。ＡＴＰがつくられなくなると、私たちが体を動かしたり、ものを考えたりする様々な器官にエネルギーが行き渡らなくなり、機能がストップしてしまいます。わかりやすく言い換えれば、体の「充電切れ」です。

「充電切れ」になると、私たちの体にどんな弊害が生じるのでしょうか？　それを列挙したのが図表１－４です。一つひとつはどれも大した症状ではないのですが、誰しもひとつ

図表1-4　ミトコンドリアの機能低下による弊害

科	症状
内科・胃腸科	●疲れやすい　●寝起きが悪い　●風邪をひきやすい　●むくみがある　●便秘や下痢　●食欲不振　●吐き気がする
循環器・脳神経	●動悸、息切れ　●胸が痛む　●頭痛　●頭重感
婦人科	●冷え性　●月経の異常
心療内科	●神経過敏　●注意力低下、イライラ
皮膚科	●洗髪時に髪の毛が抜けやすい　●アザがよくできる　●湿疹ができやすい　●顔色が悪い
歯科・耳鼻科	●のどの不快感　●立ちくらみ　●めまい　●耳鳴り　●歯茎の出血
整形外科	●肩こり　●腰痛　●背中の痛み

は、あるいは複数持っているような症状ばかりではないでしょうか。

先ほど、「副腎疲労」についてお話ししました。ここに挙げたミトコンドリアの機能低下による不調は、副腎疲労の症状、つまり「未病」とよく似ています。

ミトコンドリアからつくられるATPは、副腎からコルチゾールを正常に分泌する際にも使われます。すべての臓器や器官を動かすためのエネルギー＝ATPをつくるミトコンドリアが機能低下していると、あらゆる体の不調を引き起こすというのは、ある意味当

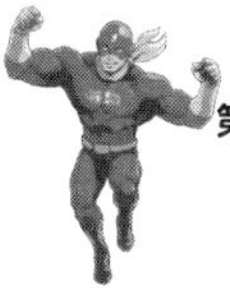

然のことなのです。

ミトコンドリアの機能低下が副腎疲労を引き起こし、さらに副腎疲労がミトコンドリアの機能低下を引き起こす。この2つの現象が影響を及ぼし合いながら、マイナスのスパイラルによって不調がどんどん悪化し、やがて病気になっていくのです。

☆ミトコンドリアの機能低下の原因を「4つのプロセス」から解き明かす

では、そのミトコンドリアの機能低下＝「充電切れ」は、何が原因となって引き起こされるのでしょうか？　そのことを見ていく前に、ミトコンドリアでATPがつくられる全体像を理解しておきましょう。

ミトコンドリア内でATPがつくられるプロセスは、工場で製品をつくる工程にたとえて、次の①～④のように整理できます。

①原材料の調達・仕入れ（調達）
②原材料の運搬（運搬）
③工場内での製造（製造）
④排気ガス・廃棄物の抑制（環境対策）

「①調達」の工程は、「エネルギー源となる栄養素の摂取」です。ATPの材料となる炭水化物・脂質・タンパク質を、食物から体内に〝調達〟します。工場内でのクエン酸回路をスムーズに回すためのビタミン・ミネラルも大事な栄養素です。

「②運搬」の工程は、「摂取した栄養素の消化・吸収」です。食物から必要な栄養素を十分に摂取したとしても、それが体内で消化・吸収され、工場（ミトコンドリア）まで運ばれなければ意味がありません。

体内の〝物流〟を支える最も重要な機能は、「腸内環境」です。摂取された栄養素は、消化酵素のはたらきによって小さく分解（消化）され、胃から小腸へと運ばれ、体内の各器官へと吸収されます。腸管の壁（腸管壁）を形成する細胞同士がすき間なくつながっているのが正常な腸内環境であり、それによって必要な栄養素をミトコンドリアまで届けることができます。

「③製造」の工程は、ミトコンドリア内でのクエン酸回路のはたらきによるＡＴＰの産生です。クエン酸回路という大きな〝機械〟をスムーズに動かすには、ビタミンＢ群やミネラルのはたらきが欠かせません。

さらに、工場の機械が定期的なメンテナンスを必要とするように、クエン酸回路もゴミを取り除き、きれいに保っておく必要があります。ここで重要な役割を果たすのが「肝臓のデトックス機能」です。体内に蓄積された毒素や重金属などの「ゴミ」を体外へと排泄することで、クエン酸回路の稼働をスムーズに保ちます。このデトックス機能は肝臓だけでなく腸内環境との連携も重要となります。

最後に「④環境対策」の工程です。ミトコンドリア内でＡＴＰをつくる過程で発生するのが「活性酸素」です。この活性酸素は体内の殺菌機能や免疫機能の役割を担う一方で、生体を傷つけ、組織を破壊するほどの強い酸化力を持っています。この活性酸素が増えす

図表1－5　ミトコンドリアでATPがつくられるプロセスを「工場」で表すと……

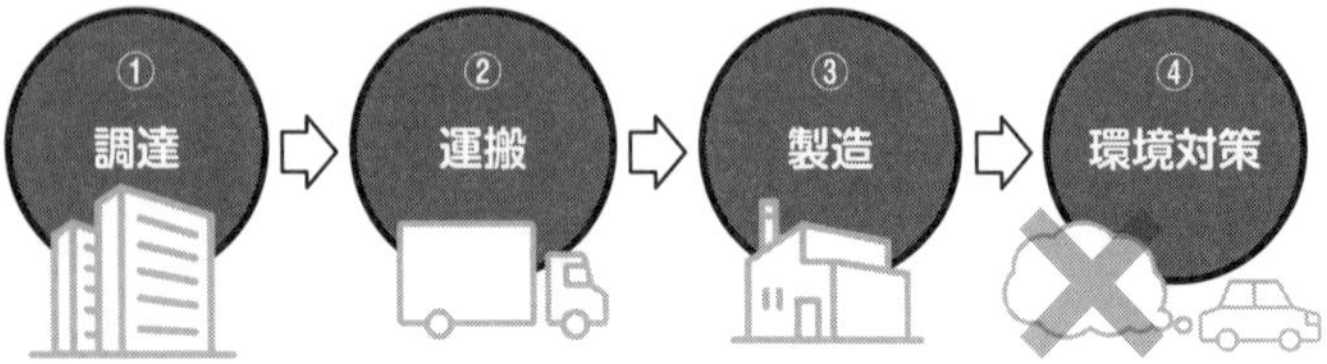

- エネルギーの源となる炭水化物・脂質・タンパク質の**摂取**
- クエン酸回路・電子伝達系を回すのに必要なビタミン・ミネラルの**摂取**

- 摂取した栄養素の**消化**・腸内環境を通じた**吸収**

- ミトコンドリア内のクエン酸回路・電子伝達系を通じた**ATPの産生**

- ATPの産生を通じて排出される**活性酸素を抑制する抗酸化機能**

ぎると、体内の酸化ストレスが高まり、正常な細胞や遺伝子まで破壊してしまいます。

　近年ではメーカーもCO_2削減などの環境対策を求められていますが、同様に、ミトコンドリアの機能を維持するためにも活性酸素から身を守る〝環境対策〟、つまり抗酸化対策が欠かせません。

　これらの①調達、②運搬、③製造、④環境対策、の4つのプロセスを図式化したものが図表1－5です。ミトコンドリアの機能を高めるためには、ミトコンドリアに意識を向けるだけでは十分ではありません。これらの4つのプロセス全体を最適に保つことで、はじめてミトコンドリアでATPが正常につくられ、元気な体を維持することができるのです。

☆ミトコンドリアの機能低下をもたらす「3つの原因」

この①調達、②運搬、③製造、④環境対策、の4つのプロセスを念頭に置きながら、今度はミトコンドリアの機能低下をもたらす原因を見ていきましょう。その主な原因は、大きく次の3点に整理されます。

ア　腸内環境の乱れ（リーキーガット症候群）

イ　毒素の蓄積

ウ　酸化ストレスの増加

ア　腸内環境の乱れ……主に「②運搬」の工程において、摂取した栄養素が消化され、分解されなければ、体内へと運ぶことができません。また、腸管壁を形成する細胞のつながり（タイトジャンクション）が緩む「リーキーガット症候群（腸漏れ症候群）」が生じると、せっかく摂取した栄養素が吸収されず、ミトコンドリアの機能低下を招いてしまいます。

イ　毒素の蓄積……有害重金属などの毒素がクエン酸回路にはまり込むと、ＡＴＰをつくり出すクエン酸回路などの〝機械〟が「ガシャン！」と止まってしまい、ＡＴＰを十分につくり出すことができません。

この毒素の蓄積をもたらす大きな原因はふたつあります。ひとつは先述した「腸内環境の乱れ」です。リーキーガットが生じていると、食物などを通じて入り込んだ毒素が腸から体内へと漏れ出してしまいます。もうひとつは「肝臓デトックス機能の低下」です。毒素を体外へ排泄するデトックス機能がうまくはたらかなければ、毒素はどんどん体内に蓄積され、クエン酸回路のはたらきをさらに悪化させてしまいます。

ウ　酸化ストレスの増加……繰り返しますが、ＡＴＰをつくり出すとともに排出される活性酸素を放置しておくと、体内の酸化ストレスが強まり、正常な細胞や遺伝子を破壊してしまいます。当然、細胞内のミトコンドリアの機能も低下します。

☆ミトコンドリアを元気に「育てる」！「ミト育」とは？

ミトコンドリアからATPをつくり出すプロセスに対して、これらの3つの原因が悪影響をもたらし、ミトコンドリアの機能を低下させるイメージが伝わったでしょうか？　このことをふまえると、ミトコンドリアの機能を高めるポイントは「3つの〝整える〟」に集約されます。

- ●腸内環境を整える
- ●肝臓デトックス機能を整える
- ●抗酸化機能を整える

これらの「3つの〝整える〟」を日ごろの生活において意識し、ミトコンドリアを元気に「育てる」ための生活習慣を、私は「ミト育」と名づけました。

図表1－6　ミトコンドリアを元気に育てる「ミト育」

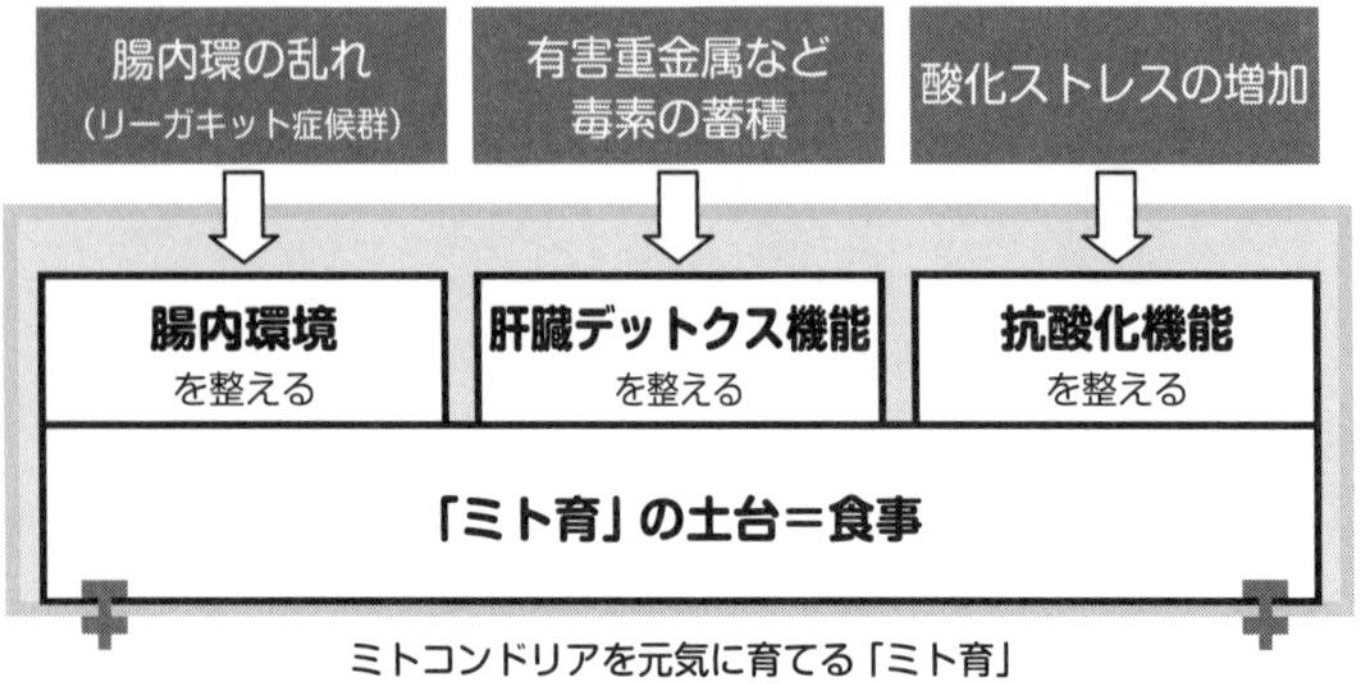

ミトコンドリアを元気に育てる「ミト育」

「食育」という言葉は、皆さんご存じのことと思います。

言うまでもなく、健康な暮らしを送るために食育を学び、身につけることは大切です。

この「食育」と並ぶくらい、私は「ミト育」、つまりミトコンドリアを元気に育てることが生きるうえでの基本だと考えています。

そして、繰り返しますが、その「ミト育」のポイントは腸内環境・肝臓デトックス機能・抗酸化機能の3つの機能を〝整える〟ことです。

これらの3つにおいて、それぞれの機能が悪化する原因を理解し、悪化しないように日ごろからよい生活習慣を心がけることで、細胞内のミトコンドリアは元気になり、ATPがたくさんつくられるようになるのです。

☆「運動」がミトコンドリアを増やす

ミトコンドリアからATPをつくり出すプロセスと、そのプロセスに悪影響を与える「3つの原因」、そして、ミトコンドリアを元気に育てる「ミト育」についてお話ししてきました。

ここで、ひとつだけお話し忘れていたことがあります。それはミトコンドリアと「運動」の関係です。

先ほど説明したとおり、細胞内のクエン酸回路でATPをつくり出すためには、酸素を必要とします。呼吸によって取り入れた酸素は肺で血液の中に溶け込み、ヘモグロビンに吸収され、細胞まで運ばれます。そして、細胞内のミトコンドリアに送り込まれてATPをつくるのに使われます。

したがって、運動、特に有酸素運動はミトコンドリアのはたらきを活性化するのに有効です。また、運動にはミトコンドリアを増やす効果も認められています。

実際、書店や図書館に行くと「運動がミトコンドリアを増やし、活性化させる」という本が棚に並んでいます。興味のある人は、そういった本もあわせて読んでみることをおすすめします。

ただ、先ほどからお話ししているように、ミトコンドリアからATPを産生するプロセスは①調達、②運搬、③製造、④環境対策、の4つにわたっています。この全体像に目を向けず、運動にだけ一生懸命取り組むのは、ミトコンドリアを活性化させるうえで十分な対策とはいえません。さながら、売上の向上をめざして工場を増設したのに、原材料の調達、物流、人材の確保などには目を向けないのに似ています。

部分的に対策をするのでなく、ミトコンドリアからATPをつくるプロセスの全工程に目を向けたアプローチこそが必要だというのが、私がお伝えしたいことです。だからこそ本書を書こうと思ったのです。

とはいえ、運動にミトコンドリアを増やす効果があるのは事実です。それだけでなく、運動にはインスリン抵抗性（インスリンの効きめが弱くなること）を改善する、自律神経のバランスを整えるといった様々なメリットがあります。運動は私たちの体を病気から守ってくれる、誰もが取り入れることのできる「サプリメント」ともいえます。

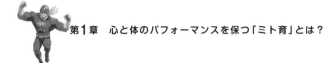

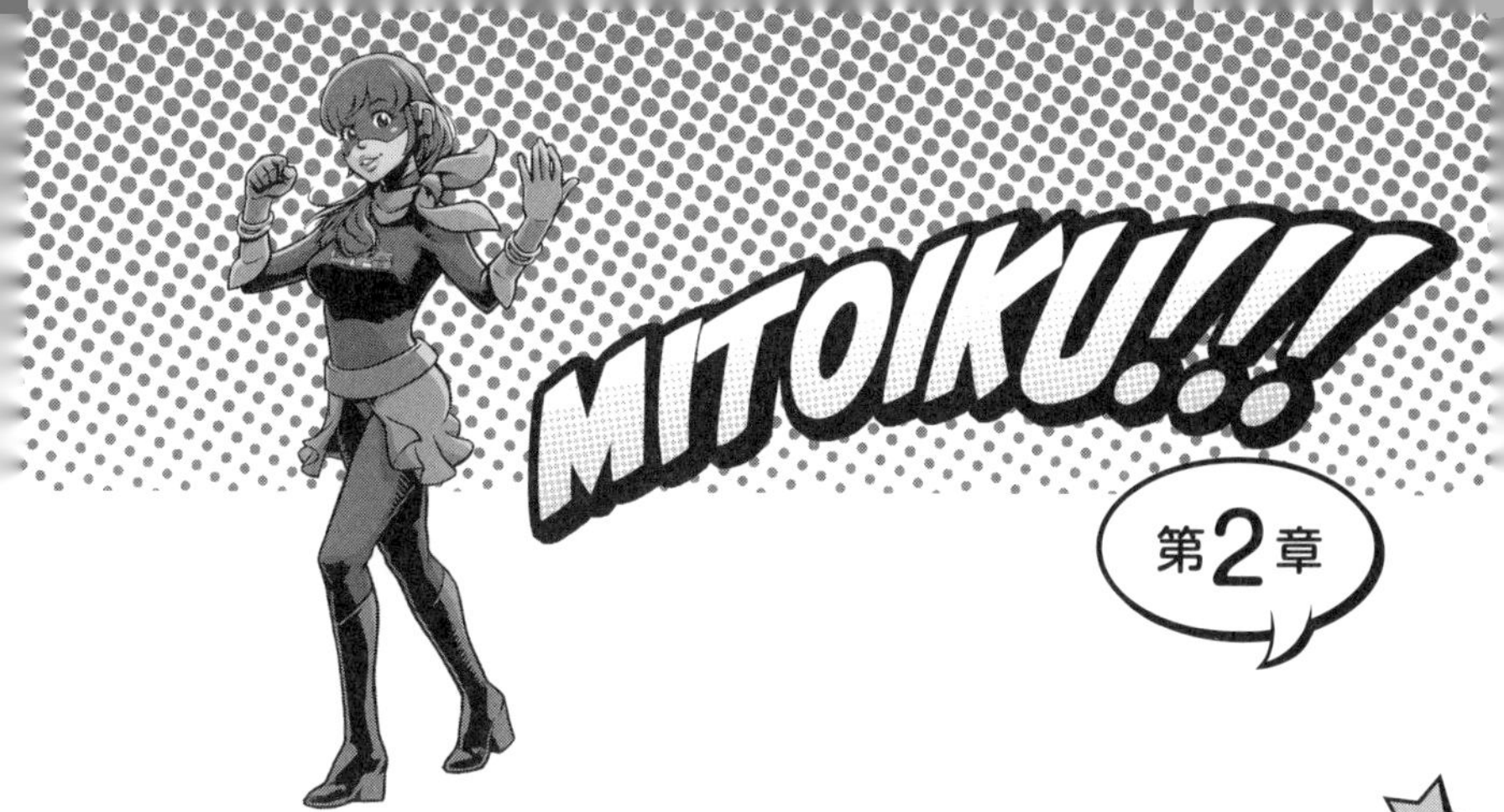

第2章

「ミト育」の土台をつくる！
「食事」の基本

2-1 私たちの体は「私たちが食べたもの」でできている

☆ミトコンドリア活性化の出発点は「食事」から

第1章では、私たちの体のパフォーマンスを高めるために、体内の「エネルギー工場」であるミトコンドリアの機能を高める、つまり「ミト育」が大事なこと、そのためのポイントである「3つの〝整える〟」についてお話ししました。

〈「ミト育」のポイント・3つの〝整える〟〉

- 腸内環境を整える
- 肝臓デトックス機能を整える

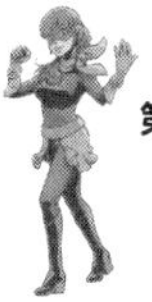

●抗酸化機能を整える

この「ミト育」の各ポイントについては、次章以降で順を追ってお話しします。

その前に、ミトコンドリアの機能を高めるうえで基本中の基本となるのが「食事」です。

エネルギーをつくるのに必要な栄養素を摂取しなければ、腸内環境や肝臓デトックス機能、抗酸化機能も整えることができません。そこで、これらの3つのポイントの前に、まず本章では「食事」をテーマに取り上げます。

You are what you eat.（私たちの体は食物でできている）

私たちの体を構成する約37兆個の細胞は、まぎれもなく私たちの口から入る「食物」でできています。細胞内にあるミトコンドリアの機能を活性化させるためにも、「食物」が出発点となります。

糖質制限、玄米菜食、ビーガン、ＭＥＣ食などなど……テレビやネットには「〇〇が健康にいい」「○○が長寿の秘訣！」「これを摂っておけば間違いない」といった食物や栄養素に関する情報であふれています。「いったいどれが正解なの？」と困惑する人もいるでしょう。

「テレビで『いい』って言ってたから……」と情報に踊らされて、食物やサプリメントを手あたり次第に摂取するのはおすすめできません。なぜなら、私たち一人ひとりの体はひとつとして同じではない、つまり「個体差」があるからです。

どの栄養素が足りていて、どれが不足しているのかは、個人の性別・年齢などの属性、体質、抱えている症状、運動習慣などのライフスタイルによって異なります。その個体差を把握したうえで、必要な栄養素を補わないと、せっかくの努力も的外れなものになってしまいます。このことは、当たり前のようで、意外と見過ごされているように思います。

その個体差を見極めたうえで必要な栄養素を補うべき、というのが、医師の立場から多くの患者さんの身体特徴を検査・分析してきた私の基本的な考え方です。

逆もまたしかりで、「○○は絶対に食べてはいけない！」といった情報も数多く出回っていますが、基本的に「絶対」というものはない、というのが私のスタンスです。本書でも、この後に「避けたほうがよい食物」をいくつか紹介しますが、絶対に食べてはいけないと言うつもりはありません。どの食物をどれだけ避けたほうがよいのかも、結局は個体差によるからです。

とはいっても、「個体差と言われても、自分の体の特徴がわからない……」という疑問も当然あるでしょう。そこで、本章では、ミトコンドリアの機能を高める食事のポイントを解説しながら、特に日本人ならおおよその人に当てはまるであろう「正しいとされる食生活」を紹介していきます。できるところから実践してみながら、最終的にはご自身に合う食生活を見つける参考にしていただければ幸いです。

☆栄養に必要な3つの視点「摂取・吸収・消費」

もうひとつ、栄養を考えるうえで大切なことは、栄養素は「摂取」だけでなく「吸収」と「消費」の「3つの視点」をセットで考えるということです。

〈栄養における「3つの視点」〉

●摂取……食物を通じて栄養素を摂り込む
●吸収……栄養素を消化し、体内へと吸収する
●消費……栄養素を、体の様々な機能を動かすために使う（消費する）

たとえば、あなたがミネラル成分の検査を受けた結果「タンパク質が足りない」と判明したとします。そこで、「なぜタンパク質が足りないのか？」を考えた時、

・摂取する量が足りないのか？
・摂取はしているけど吸収されていないのか？
・それとも、体内で消費されている量が多いから足りていないのか？

……と、「摂取・吸収・消費」のそれぞれの視点から原因を見極めなければ、最適な改善策を講じることができません。

先ほど「私たちの体は食物でできている」とお話ししましたが、もう少し加えるとすれば、「私たちの体は消化されたものでできている」のです。

「タンパク質が足りない」と言われて魚や肉、プロテインなどをいくら摂取したとしても、腸内環境が乱れていれば、せっかく摂取したタンパク質が体内にうまく吸収されません。そればかりか、消化吸収されなかったタンパク質（アミノ酸の一種であるトリプトファン）からは「インドール」という発がん性物質がつくられます。そのインドールは腸内の大腸菌など悪玉菌のエサになり、体内に回ることでがんを誘発してしまいます。そのことを知らずに、いたずらにタンパク質の摂取を増やすのは、アプローチとして間違っています。

したがって、栄養状態を整えるうえでは「摂取・吸収・消費」の3つの視点をふまえて、自分の体の特性に合った食事を心がける必要があります。本来ならクリニックで様々な検査を受けることでその特徴を把握したいところですが、費用もそれなりにかかるので、本書ではできるだけセルフチェックができるような方法も紹介していきます。

☆運動の後の「ごほうび」は間違い！

「今日は140キロメートルのバイクトレーニングをがんばった。自分へのごほうびに久々に焼肉にでも行こうかな！」

私がトライアスロンのトレーニングを行っていると、こういう人によく出会います。読者の中にも「今日はこれだけランニングしてカロリーを消費したから、そのぶんカロリーを摂取してもいいよね！」と言って「自分へのごほうび」とばかりにラーメンや大ジョッキのビール、甘いデザートなどを楽しむ人がいるのではないでしょうか。

その気持ちはよく理解できます。しかし、この運動の直後の食事には注意が必要です。激しいトレーニングをした直後というのは、ATPが筋肉の修復にどんどん使われている（消費されている）状態で、血流のめぐりもよくありません。

また、食物を消化するのにも、多くのATPを必要とします。それなのに、ATPがたくさん消費されている運動の直後に高カロリーのものを摂取しても十分に消化できないのは当然のことです。

つまり、「２０００キロカロリー消費したから２０００キロカロリーのラーメンを食べていい」という単純なカロリー収支で考えてはいけない、ということです。それ以上のしっぺ返しが後で待っています。私自身も何度も失敗しています。

アイアンマンレースでは、１回のレースで実に７５００～９０００キロカロリーものカロリーを消費します。したがって、レース中の補給食は欠かせません。

私もレースを始めた頃は、一口大のおにぎりや、ようかん、プロテインバー、グミなど様々な補給食を試しました。しかし、補給をしたにもかかわらず、体が重く感じることがしばしばあったのです。

それだけ、消化にはとにかく多くのＡＴＰを消費します。ただでさえ、レース中はアドレナリンが大量に出ているのでおなかは動かず、消化液も分泌されにくくなっています。そこに固形のものを入れること自体が間違っているのです。

そのことに気づいてからは、レース中は消化のよいジェルや、ＭＣＴオイルを摂取するように心がけるようにしました。その結果、自然と持久力がアップしているのを感じています。

「あ〜、今日のレースが終われば、明日、美味しいものが食べられるなぁ」と想像しながら走れば、レース中の消化液の分泌も促進され、ジェルの吸収もよくなるはずです。美味しい「ごほうび」は、運動の翌日以降の楽しみに取っておきましょう。

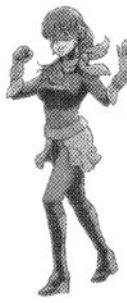

2-2 エネルギーの源「炭水化物・脂質・タンパク質」

☆人間のエネルギーは「3種類の栄養素」からしかつくれない

ミトコンドリアの機能を高めるためには、まずはエネルギー＝ＡＴＰのもととなる「炭水化物（糖質）・脂質・タンパク質」の3つの栄養素をバランスよく摂取することです。人間の体内では、この3つの栄養素からしかエネルギーをつくることができません。

糖質は、体内で「グルコース（ブドウ糖）」へと分解されます。グルコース1個からは、ミトコンドリアの「外」（解糖系）から2個、ミトコンドリアの「中」（クエン酸回路）からは36個のＡＴＰがつくられることは、第1章でもお話ししました。

脂質は、体内で「脂肪酸」と「グリセリン」に分解され、吸収されます。肝臓では、脂肪酸から「トリグリセライド（中性脂肪）」を合成します。合成された中性脂肪は、解糖系やクエン酸回路でATPの材料として使われます。

タンパク質は消化酵素のはたらきで分解されアミノ酸になります。アミノ酸は、特に「糖新生」といわれる、肝臓内で糖をつくり出すはたらきにおいて重要な栄養素となります。

この炭水化物・脂質・タンパク質のエネルギー産生栄養素を摂取する比率を、Protein（タンパク質）、Fat（脂質）、Carbohydrate（炭水化物）の頭文字をとって「PFC比率（バランス）」といいます。PFC比率の理想的なバランスは、P：F：C＝15：25：60とされています。1日の摂取カロリーの目安が2000キロカロリーだとしたら、300キロカロリーをタンパク質、500キロカロリーを脂質、1200キロカロリーを炭水化物から摂取するイメージです。

☆過度な糖質制限は危険！

糖質制限ダイエットや、「血糖値を下げる」とうたわれている特定保健用食品など、世間では「血糖値＝悪」というイメージが定着しています。しかし、糖というものは私たち人間、ひいてはミトコンドリアの活動に欠かせないエネルギー源です。

２０２２年10月、ある有名なボディビルダーの方が36歳で亡くなったというショッキングなニュースがありました。ボディビルダーが過度なトレーニングの後に急死する事故は２０００年にも起こっており、当時の報道によると、その死因は減量からの低血糖症が招いた心不全だったとされています。「太りたくない」一心で糖質制限をしながらトレーニングで過度に体に負荷をかけた結果、体が悲鳴を上げてしまったことは容易に想像できます。

私たちがよく耳にする「血糖値」とは、糖質が吸収され、変化したグルコースが、血液中に含まれる濃度のことをいいます。
一般に、血糖値が70㎎／dL以下になると、人の体は血糖値を上げようとします。この状態を「低血糖」といいます。さらに血糖値が50㎎／dL未満になると、脳などの中枢神経がエネルギー不足の状態になり、冷や汗や動悸などの症状が出ます。さらに30㎎／dLを下回ると、意識喪失や昏睡状態に陥ってしまいます。

この低血糖のもたらす不調は、前著『なぜ、人は病気になるのか？』でも「病気を引き起こす根本原因」のひとつとして紹介したほど深刻なものです。その低血糖を引き起こす正体こそが、糖質の不足に起因するミトコンドリアの機能低下です。糖質制限という言葉に踊らされて過度なダイエットやトレーニングに励むことの怖さを、前述の痛ましい事故は教えてくれます。

☆寝ている間にエネルギーをつくる「糖新生」

炭水化物だけでなく、脂質とタンパク質もＡＴＰをつくる材料として重要な栄養素です。

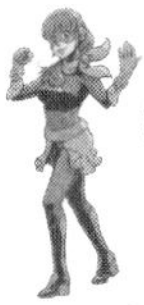

図表2-1　肝臓での糖新生の仕組み

肝臓や腎臓で行われる、

脂質やアミノ酸などの、糖質以外の物質からグルコースを合成する経路。

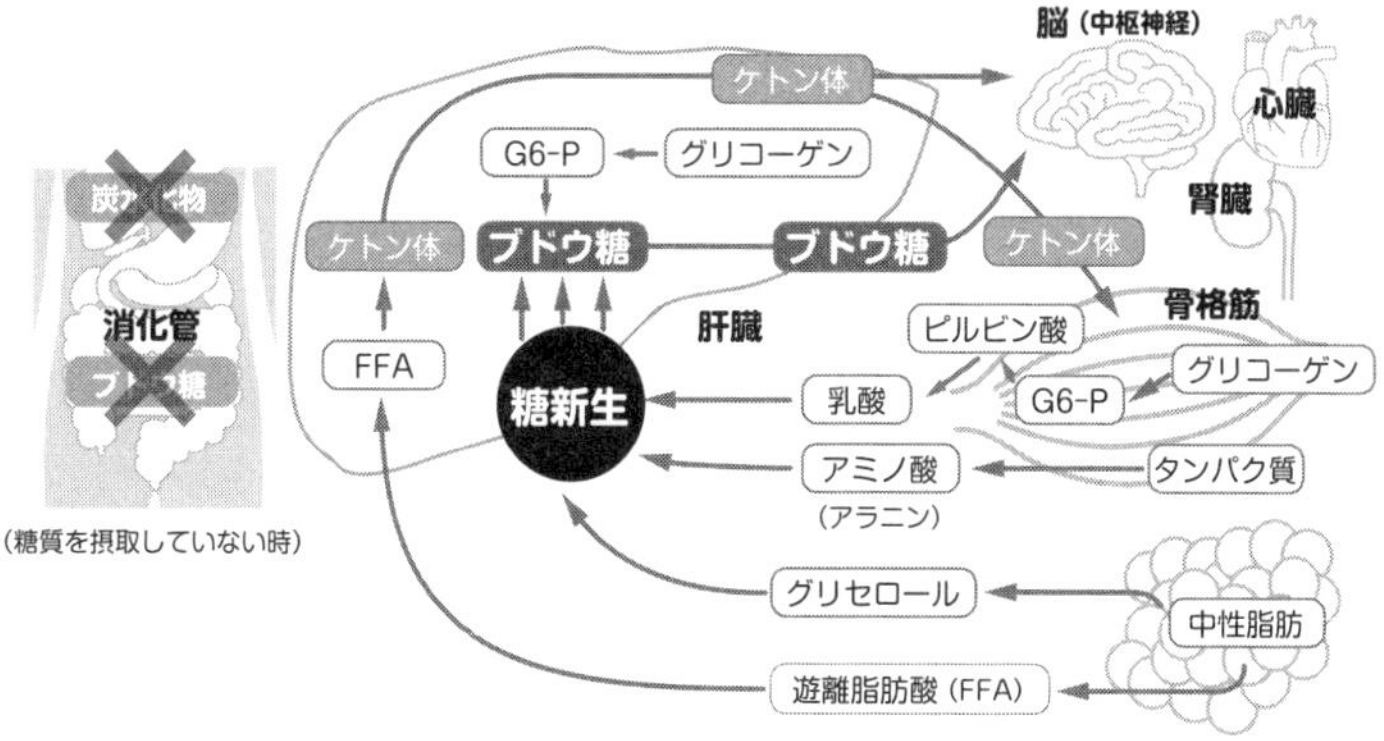

とりわけ脂質とタンパク質が重要な理由として、糖新生という肝臓内で糖を作り出すはたらきが挙げられます。

人間は、寝ている間は食物を摂取していないので、エネルギーのもとである糖質を体内に取り込むことができません。しかし、寝ている間も、人間の体の各機能は24時間休みなくはたらいています。その各機能を動かすためのエネルギーのもととなる糖を、体内でつくり出す機能が人間には備わっています。それが「糖新生」です。

糖新生とは、タンパク質（アミノ酸）や、

脂肪（脂肪酸）の中に含まれるグリセロール、乳酸など、糖以外の物質から肝臓内でグルコースをつくり出すはたらきです。膵臓からインスリンが分泌されると、血液中のグルコースが肝臓に取り込まれ、余ったぶんは中性脂肪（トリグリセライド）として肝臓に蓄えられます。中性脂肪は、３つの脂肪酸とグリセロールがくっついた形をしていますが、これを分解し、糖質であるグリセロールを取り出します。このグリセロールが、肝臓内でグルコースに変換され、血中へと戻ることで、寝ている間も血糖値を維持することができるのです。これが、中性脂肪から糖をつくり出す糖新生のプロセスです。

「中性脂肪を抑える○○」など、中性脂肪はとかく悪者扱いされることが多いのですが、実は寝ている間に糖新生を行い、ＡＴＰのもととなるグルコースをつくり出すために必須の栄養素なのです。

☆タンパク質を摂るなら「消化酵素」とセットで

タンパク質は英語で「プロテイン（Protein）」ですが、その語源はギリシャ語の「プロテイオス（Proteios）」で、「第一に大事なもの」を意味しています。その名のとおり、タン

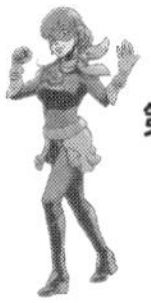

パク質にはエネルギー源となるだけでなく、私たちの体をつくるうえで欠かせない多くのはたらきがあります。

そのタンパク質の主なはたらきは、次の6つです。

1. 筋肉・内臓・骨・腱・脳・神経をつくる
2. 細胞を修復する
3. 血液をつくる
4. 髪・皮膚・爪をつくる
5. 酵素・ホルモンをつくる
6. 神経伝達物質をつくる

ホルモンや神経伝達物質は、私たちの心身のバランスを整える隠れた「名バイプレーヤー」です。アセチルコリンなどの脂質からつくられる神経伝達物質もありますが、GABA、ドーパミン、アドレナリン、セロトニン、メラトニンなどの主な神経伝達物質はアミノ酸、つまりタンパク質を原料とするため、タンパク質が不足していては生成されません。

ホルモンや神経伝達物質の不足は、当然ながらミトコンドリアの機能にも影響を与えます。その意味でも、タンパク質を十分に摂取することが重要です。

本章の冒頭で栄養については「摂取・吸収・消費」の3つをセットで考えましょう、とお話ししました。とりわけタンパク質については「吸収」が大きなカギとなります。
タンパク質が胃の中に入ると、胃壁から「ペプシノーゲン」と「胃酸」が分泌されます。ペプシノーゲンは胃酸のはたらきによって「ペプシン」という消化酵素になります。このペプシンがタンパク質を細かく分解し、アミノ酸へと変化させます。
したがって、まずは胃液がしっかり出ていなければタンパク質をアミノ酸へと分解し、体内に吸収することができません。消化されないタンパク質は、腸内にとどまりインドール、スカトール、ニトロソアミン類などの発がん性物質を生じます。「タンパク質が大事」とプロテインを一生懸命飲むのもいいのですが、タンパク質は消化、吸収できなければただの「毒」です。

したがって、タンパク質を摂取する際には、合わせて消化酵素も摂取するのが効果的で

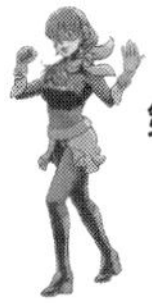

す。消化酵素はタンパク質から合成されます。つまり両者はニワトリとタマゴの関係ともいえます。ハンバーグや酢豚にパイナップルを添えるのも、サンマの横に大根おろしを添えるのも、パイナップルに含まれるブロメラインや、大根おろしに含まれるアミラーゼ、プロテアーゼ、リパーゼといった酵素を利用するねらいがあります。実は、栄養学的にも意味のあることなのです。

なお、私たち日本人の特性として胃酸の分泌が少ないことが挙げられます。大手製薬メーカーからは胃酸の分泌を抑える制酸剤が出ていますが、胃酸の分泌を過度に抑えてしまうことによって逆に消化が悪くなり、栄養吸収が阻害されてしまいます。胃痛を抑える効果よりも、その弊害のほうが大きいと個人的には見ています。

2-3 エネルギーをつくるために必須な「ミネラル」

☆知っているようで知らない？「ミネラル」とは

ミトコンドリア内でATPをつくるには、エネルギー源である炭水化物・脂質・タンパク質を摂取するだけでは十分とはいえません。「エネルギー工場」であるクエン酸回路をスムーズに稼働させるために必須の栄養素、「ミネラル」の摂取も忘れてはいけません。

ただ、「ミネラル」という言葉は知っていても、それがなんであって、実際にどのような役割を果たしているのかあまりピンとこない人もいると思います。ここで簡単に説明しておきましょう。

ミネラルとは、体を構成する「酸素、炭素、水素、窒素」の主要4元素以外のものの総称で、私たち人間の体の約4％を占めています（図表2−2）。

ミネラルは炭水化物、タンパク質、脂質、ビタミンとともに「五大栄養素」のひとつに数えられます。地球上には数多くのミネラルが存在しますが、その中でも、私たちの体に必要とされるミネラルは体内でつくり出すことができないので、食物から摂取する以外にありません。

ナトリウム、マグネシウム、リン、硫黄、塩素、カリウム、カルシウム、クロム、マンガン、鉄、コバルト、銅、亜鉛、セレン、モリブデン、ヨウ素

図表2-2　人体に占めるミネラルの割合

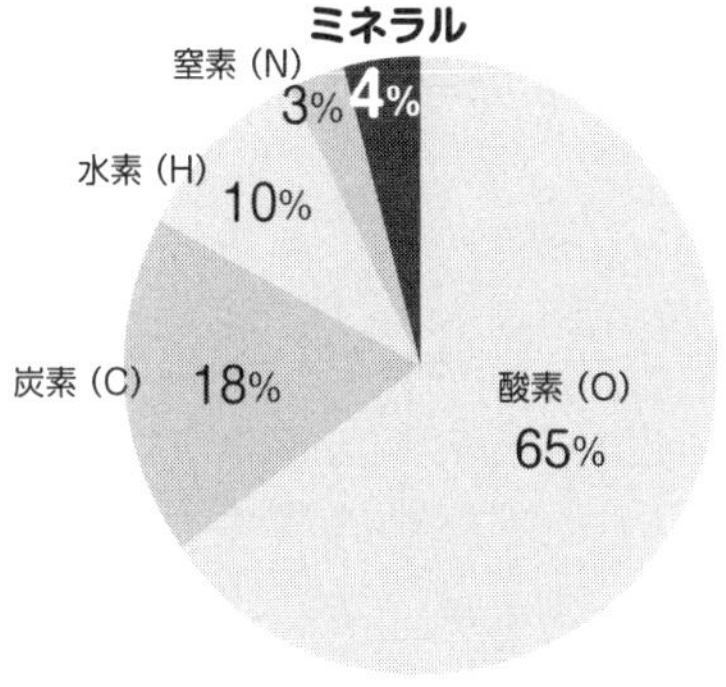

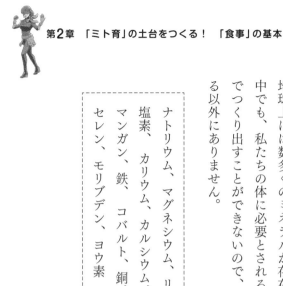

☆体内の「酵素活性」に欠かせないミネラル

ミネラルが私たちの体に占める割合はたった4％にすぎませんが、体の機能維持や調節において重要なはたらきを担っています。その主なはたらきは、ざっと挙げるだけでも次のとおり多岐にわたります。

〈ミネラルの主なはたらき〉

- ミトコンドリア機能の活性化
- 神経伝達物質合成
- ホルモン合成
- 酵素活性
- 抗酸化機能
- 骨・歯の構成
- 有機化合物との結合

●ｐＨ・浸透圧の調節
●神経・筋肉の興奮性の調節　など

人間の生命活動は、絶え間ない化学反応の連続です。Ａという物質がＢに変わるのが化学反応であり、その際に酵素がはたらきます。これが「酵素活性」で、たとえば、アルコールも酵素活性によって分解されます。生命活動とはイコール酵素活性なのです。

その酵素活性に欠かせないのがミネラルです。つまり、ミネラルがなければ生命活動を行うことができないと言っても言いすぎではありません。それほど、ミネラルは不可欠な栄養素なのです。

☆ミトコンドリア内でのミネラルのはたらき

ミネラルについてざっと理解したところで、次はそのミネラルが、ミトコンドリア内でＡＴＰをつくるプロセスにどう関わっているのかを見ていきましょう。

図表2－3は、クエン酸回路にエネルギー源となる炭水化物・脂質・タンパク質が取り込まれる仕組みを図式化したものです。炭水化物は、まず細胞の外の解糖系でピルビン酸、さらにアセチルCoAに変換されてクエン酸回路に入ります。この過程で、マグネシウム、亜鉛、鉄といったミネラルが必要になります。脂質（脂肪酸）からアセチルCoAをつくる過程でも、多くのミネラルが使われます。

アセチルCoAがクエン酸回路に入ってからも、クエン酸回路を回すために鉄、マグネシウム、マンガンなどいくつものミネラルと、そしてビタミンB1、B2、B3といったビタミンB群やグルタチオンが消費されます。

解糖系やクエン酸回路の細かい仕組みを知る必要はありません。ここでは「ミトコンドリアからエネルギーをつくる過程では多くのミネラルが使われているんだ」ということさえ知っておけば十分です。

図表2-3　クエン酸回路に必要なミネラル

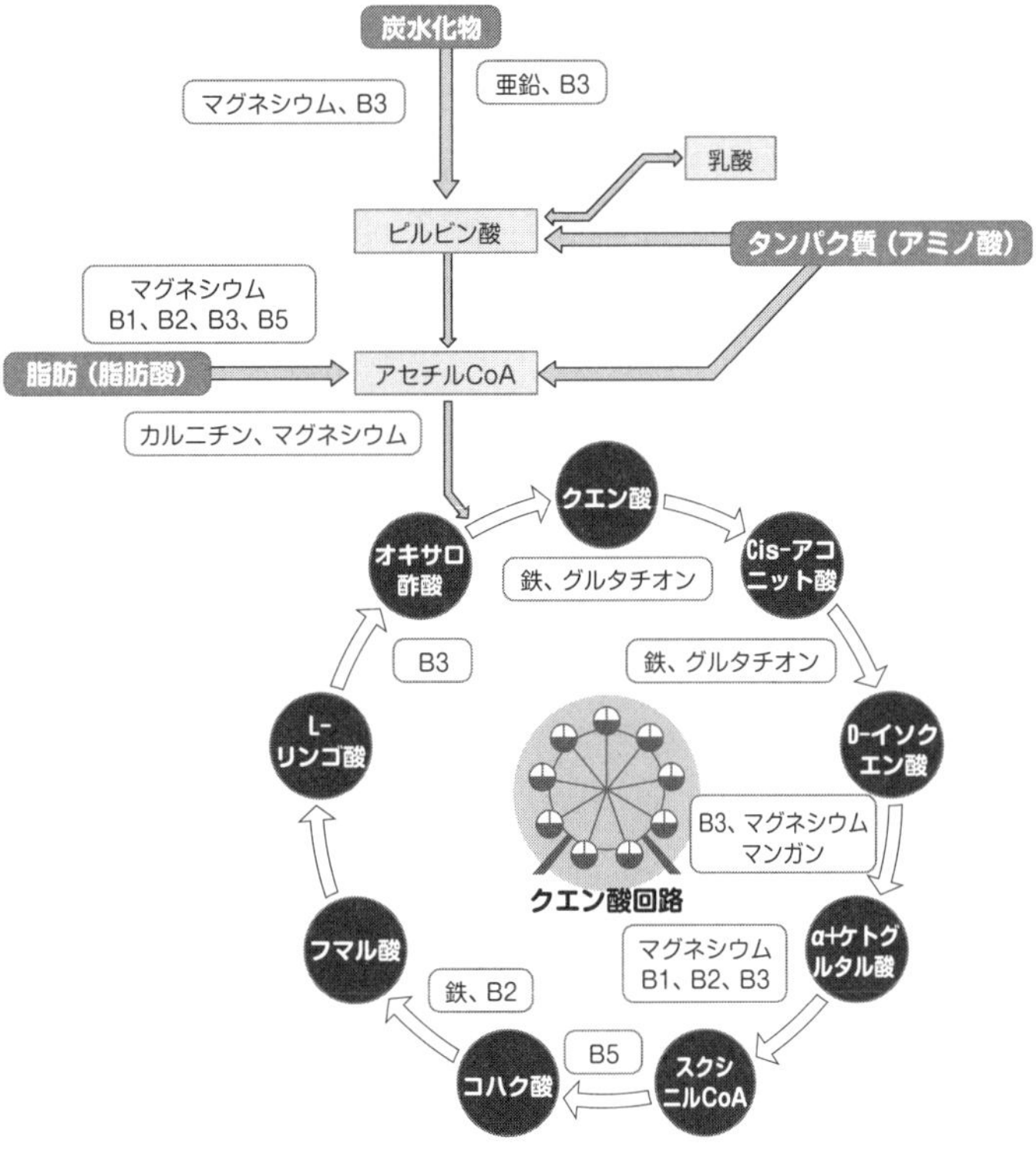

☆必須のミネラル「マグネシウム・亜鉛・鉄」

ミネラルの中でも「とりわけ大事なミネラルは？」と聞かれたら、私は迷わず「マグネシウム・亜鉛・鉄」の3つを挙げます。

「え、カルシウムじゃないの？」と言う人がいるかもしれません。確かに、必須ミネラルの中でカルシウムの認知度はダントツで、名前を知らない人はまずいないでしょう。

その中にあって、特にマグネシウムと亜鉛は、これまでカルシウムのかげに隠れ、あまり注目を浴びることがありませんでした。そのせいか、重要なミネラルであるにもかかわらず、日本人の大半はかなりのマグネシウム・亜鉛不足の状態にあります。

マグネシウムは、体内における600種以上のもの酵素活性に関わっているとされています。血中のマグネシウムが不足すると、正常な生命活動を営むことはできません。

亜鉛も、300種以上の酵素活性に関わっていることが知られています。また、細胞の正常な成長に深く関わっており、不足すると様々な不調の原因になります。

図表2-4　ミネラルバランス障害がもたらす弊害

マグネシウム	●低カルシウム血症　●骨粗しょう症　●心疾患 ●筋肉の痙攣　●冠動脈のれん縮　●神経・精神疾患 ●不整脈　●下痢、便秘
亜鉛	●肌荒れ　●不妊　●アレルギー症状　●成長障害 ●けがや火傷の回復の遅れ　●骨折 ●味覚・視覚・嗅覚異常　●脱毛　●精力低下 ●前立腺障害　●糖尿病（インスリンの構成成分） ●体の酸化
鉄	●動悸、めまい、肩こり、頭痛 ●皮膚、爪、髪の毛、粘膜のトラブル ●あざ、歯茎の出血、抜け毛など　●氷を好んで食べる ●注意力の低下、イライラ感　●食欲不振　●抑うつ感

その他にも、亜鉛は抑制系の神経伝達物質であるGABA、セロトニン、メラトニンをつくるのにも不可欠で、睡眠の質に大きな役割を果たしています。また、興奮系の神経伝達物質であるドーパミンやノルアドレナリンなどの分泌の調整にもマグネシウムと亜鉛は不可欠です。

鉄は、精神発達にとって重要な栄養素です。鉄が不足すると、注意力の低下や抑うつのような症状を引き起こします。

鉄には、肉や魚に含まれる「ヘム鉄」と、野菜や穀類に含まれる「非ヘム鉄」があります。吸収率は、ヘム鉄は10～20％、非ヘム鉄は2～5％で、ヘム鉄のほうが圧倒的に高い吸収率を持っています。

☆一番重要なミネラルとは？

さらに「このマグネシウム・亜鉛・鉄の中でも特にどれかひとつ選ぶなら？」と聞かれたら、私は「マグネシウム」を挙げます。

「鎂」――中国で、マグネシウムは漢字でこう表記されます。金へんに「美」。マグネシウムがいかに重要なミネラルかを表しているといえます。

人間の生命活動は「化学反応」です。

図表2-5　タンパク質（アミノ酸）から神経伝達物質がつくられる流れ

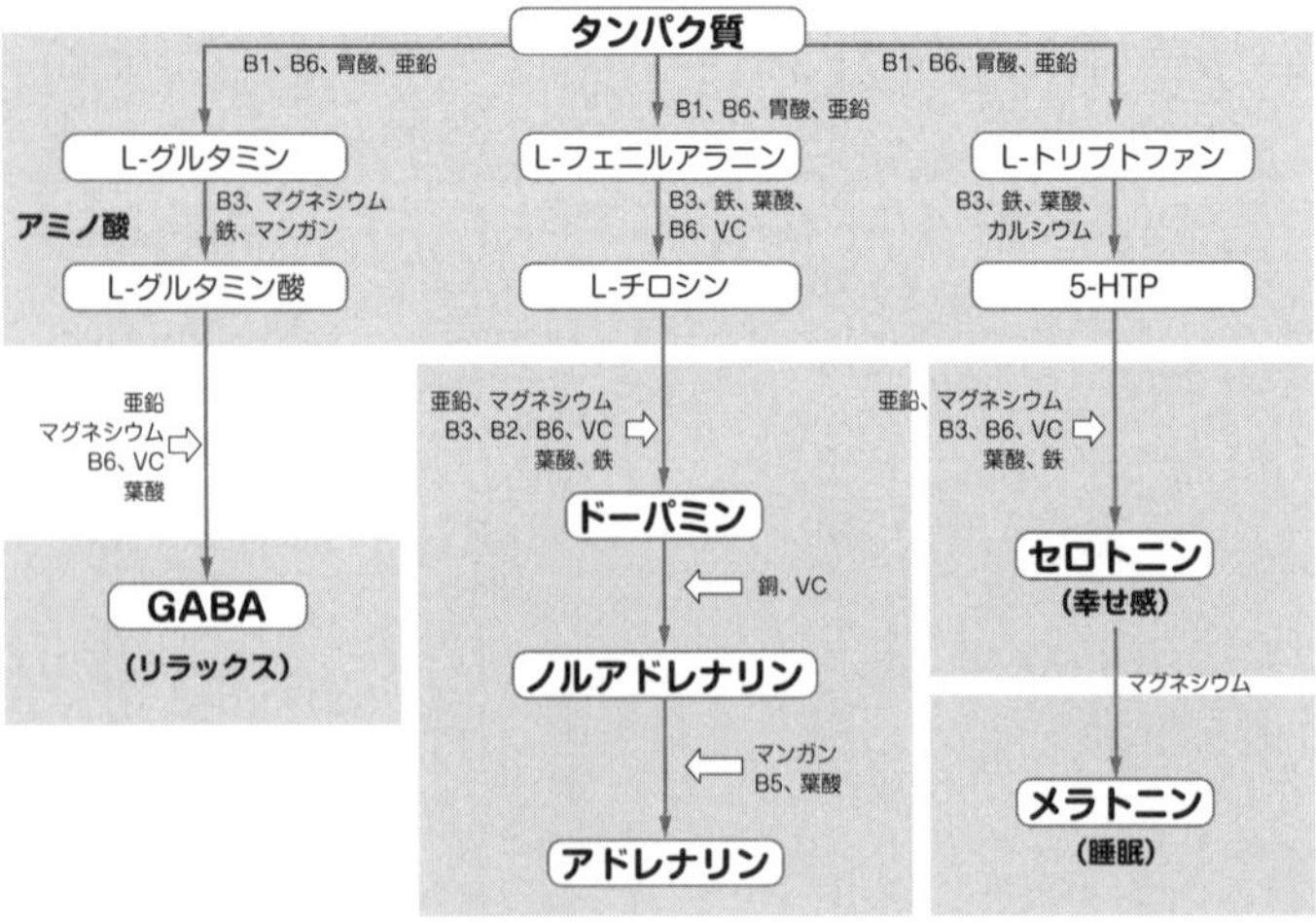

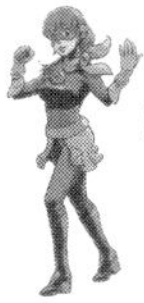

私たちが健康であり続けるためには、代謝という化学反応が活発に行われる必要があります。その点、マグネシウムは６００種類以上の酵素活性に必要とされ、非常に多くの代謝に関係があります。その主なはたらきを紹介しましょう。

【マグネシウムの代謝のはたらき①】

●インスリン

マグネシウムの不足はインスリン抵抗性（インスリンの効きめが悪くなること）を引き起こす原因となります。つまり、マグネシウム不足は、２型糖尿病の発生リスクを招きます。

【マグネシウムの代謝のはたらき②】

●血管を拡張させ、血圧を下げる

マグネシウムは、カルシウムの「拮抗ミネラル」です。拮抗ミネラルとは、お互いに協調し合いながら体内ではたらくミネラルのペアを指し、「ブラザーイオン」の関係にあるともいわれます。

図表2-6　インスリンとマグネシウム

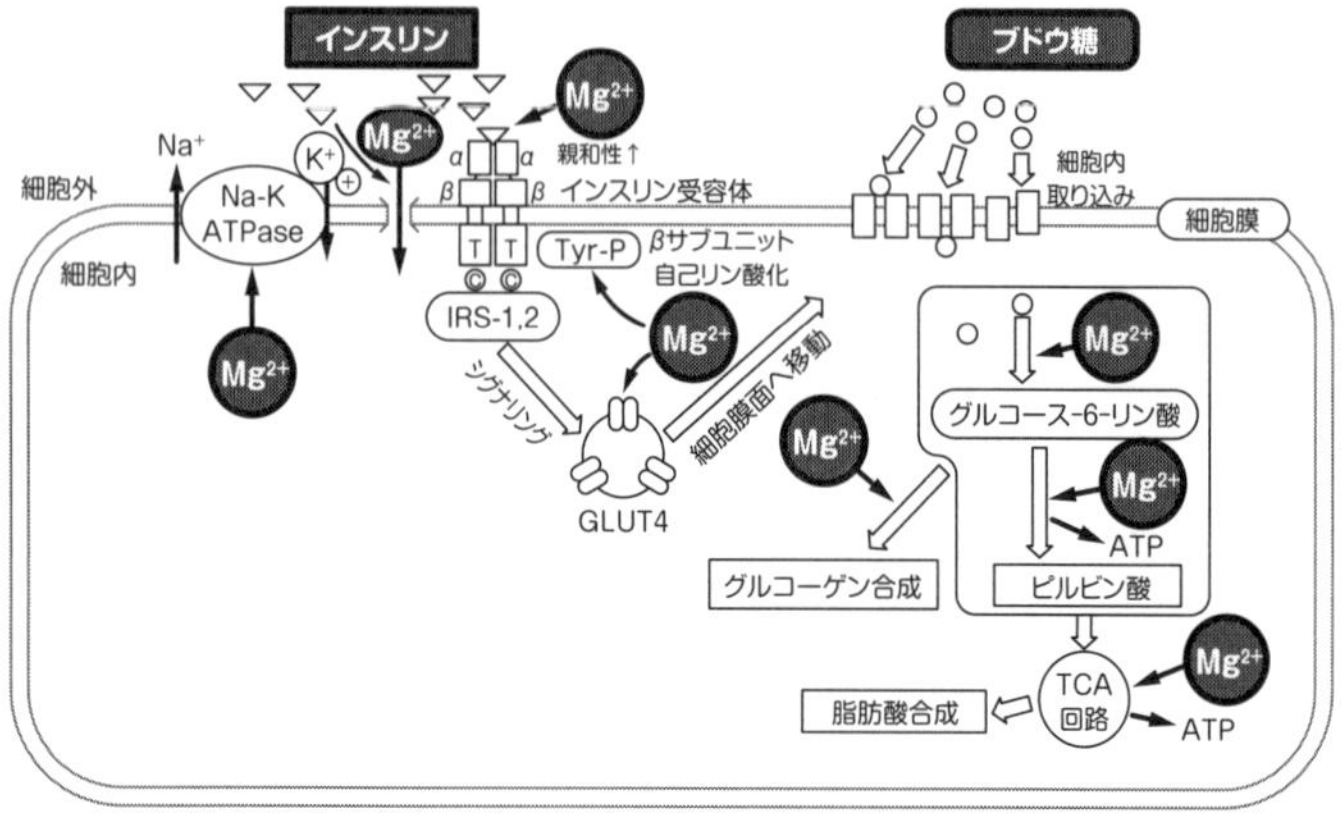

出典：Naoko Kuramae, D.D.S., F.I.C.D. The Role of Magnesium in Type 2 Diabetes Mellitus, JICD, 2015, Vol. 46, No. 1
https://www.icd-japan.gr.jp/pub/vol46/17-vol46.pdf
横田邦信、マグネシウム健康読本、現代書林（2006/9/1）

マグネシウムを十分にとると、細胞内のカルシウムの過剰蓄積が抑えられ、血管が広がります。血管が広がると血液の流れがスムーズになり、血圧が下降します。また、マグネシウムは交感神経の末端にも作用し、ノルアドレナリンの分泌を抑えます。この作用も血圧を下げることにつながります。マグネシウムの不足は、カルシウムとのアンバランスを引き起こし、高血圧の原因となります。

なお、過度なストレスはマグネシウムの体外への排泄を促すことが実験結果からわかっています。図表2－7を

図表2-7 カルシウムとマグネシウムの排泄量の推移

〈寒さによるストレスを与えた場合〉

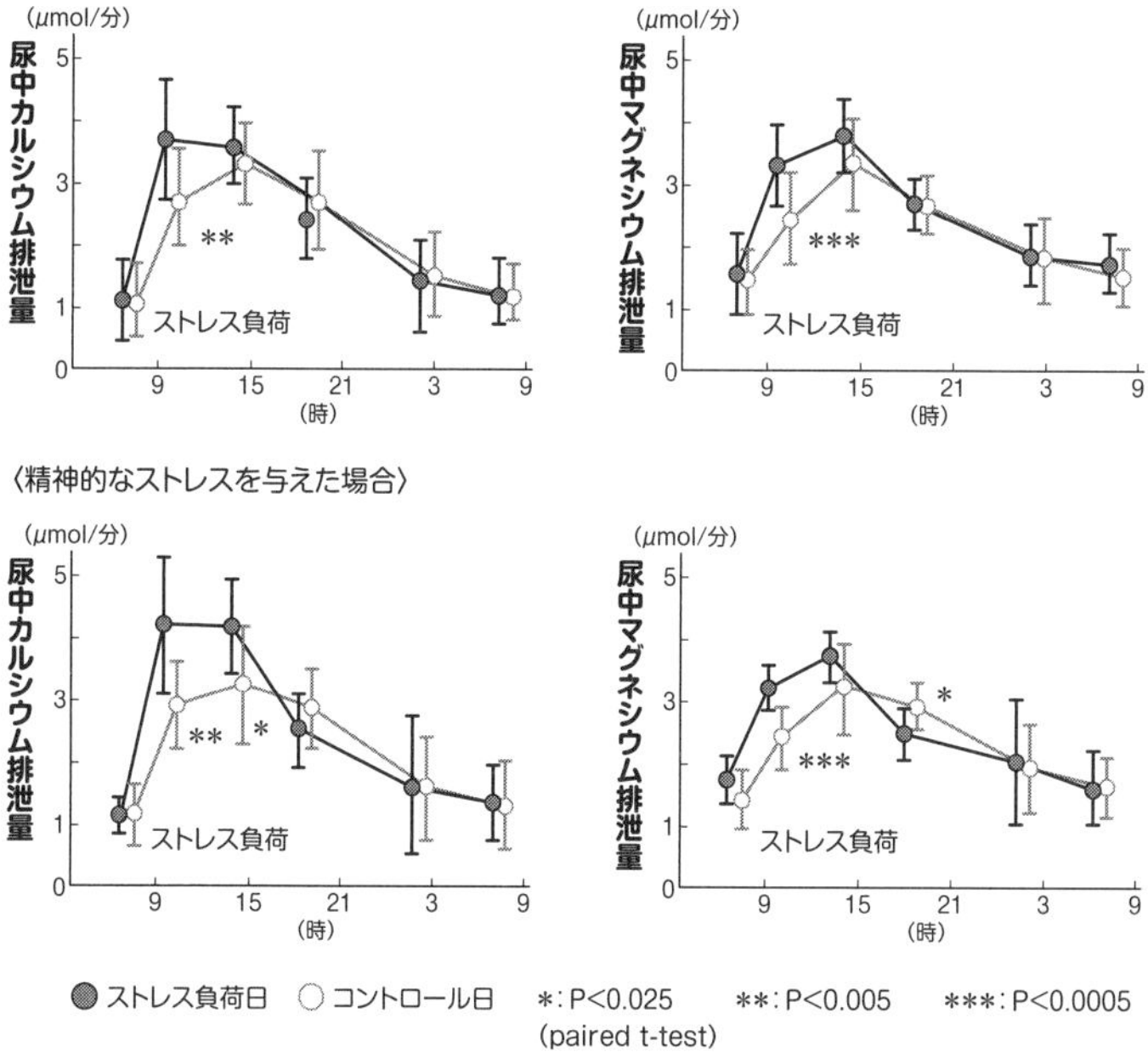

出典：西牟田守他、(1998) マグネシウム、7,123-132

ご覧ください。次の肉体的・精神的なストレスをかけることで、尿中からカルシウムとマグネシウムが体外へ排泄される量の推移を表しています。

・肉体的なストレス……摂氏4度の寒さによるストレスを午前と午後それぞれ2時間半
・精神的ストレス………単純計算ドリルによるストレスを午前と午後それぞれ3時間

これらの肉体的ストレスと精神的ストレスから、カルシウムとマグネシウムの尿中排泄量が増えました。ただでさえ我々は日常的に色々なストレスにさらされています。それは避けることができません。

2-4 栄養状態を整える食事

☆食事の基本「ま・ご・わ・や・さ・し・い」

さて、ここからはミトコンドリアを活性化させるための基本となる食事の実践についてお話ししていきます。なお、第3章以降の「ミト育」においても食事のポイントを順次紹介していきますが、ここでは最も基本的なポイントについて取り上げます。

まずは、バランスのよい食事を心がけましょう。キーワードは「ま・ご・わ・や・さ・し・い」。これらの食物を日ごろの食生活でバランスよく摂取することです。

☆主食は「玄米」が最適

ATPの一番のもととなるのは炭水化物です。食べすぎはよくありませんが、主食として必ず摂取しましょう。

その際の主食は、白米よりも玄米をおすすめします。

図表2－8を見ていただければ、白米と玄米の栄養素の差は歴然です。玄米には白米に比べ、数倍から十数倍のビタミン、ミネラル、食物繊維が含まれており、欠乏しがちなミネラルも補うことができます。理想的な主食であるといえます。

さらに玄米には、白米の実に4・7倍もの豊富な食物繊維が含まれています。食物繊維は腸内の善玉菌のエサになり、善玉菌を増やすはたらきがあります。また、便のかさを増やして腸のぜん動運動を促すことでデトックスを助けてくれます。

玄米と並んで、オートミールも栄養価の高い主食です。ただ、「ま・ご・わ・や・さ・し・い」の和食がベストバランスの食事であることを考えると、合わせるのはやはり玄米がいいでしょう。

図表2-8 「ま・ご・わ・や・さ・し・い」

ま 豆類
タンパク質 / マグネシウム
タンパク質やビタミンB群、食物繊維、マグネシウム、亜鉛などが豊富。黒豆、小豆、納豆などがおすすめ。
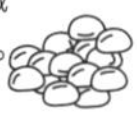

ご ゴマなどの種実類
不飽和脂肪酸 / ビタミンE
不飽和脂肪酸やビタミンE、マグネシウム、亜鉛の他、ゴマのセサミンなど抗酸化栄養素が豊富。

わ ワカメなどの海藻類
ミネラル / マグネシウム
ビタミンB群や、マグネシウムをはじめとするミネラルが豊富。
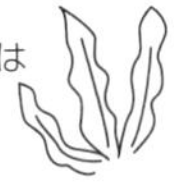

や 野菜類
βカロテン / ビタミンC
βカロテン、各種ビタミンを豊富に含み、免疫システムを活性化させる。
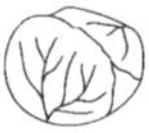

さ 魚類
タンパク質 / オメガ3
オメガ3系脂肪酸やタンパク質、ビタミンB群、亜鉛、タウリンが豊富。小魚や青魚がおすすめ。
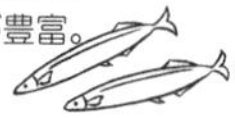

し シイタケなどのきのこ類
ビタミンD / 食物繊維
ビタミンDや食物繊維、カルシウム、免疫力を高める多糖体が含まれている。干しシイタケがおすすめ。
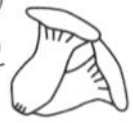

い 芋類
食物繊維 / 炭水化物
食物繊維や炭水化物、ビタミンC、カリウムなどが豊富。
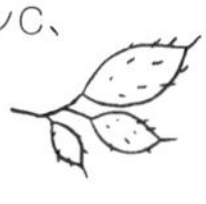

図表2-9　白米と玄米の栄養価の比較

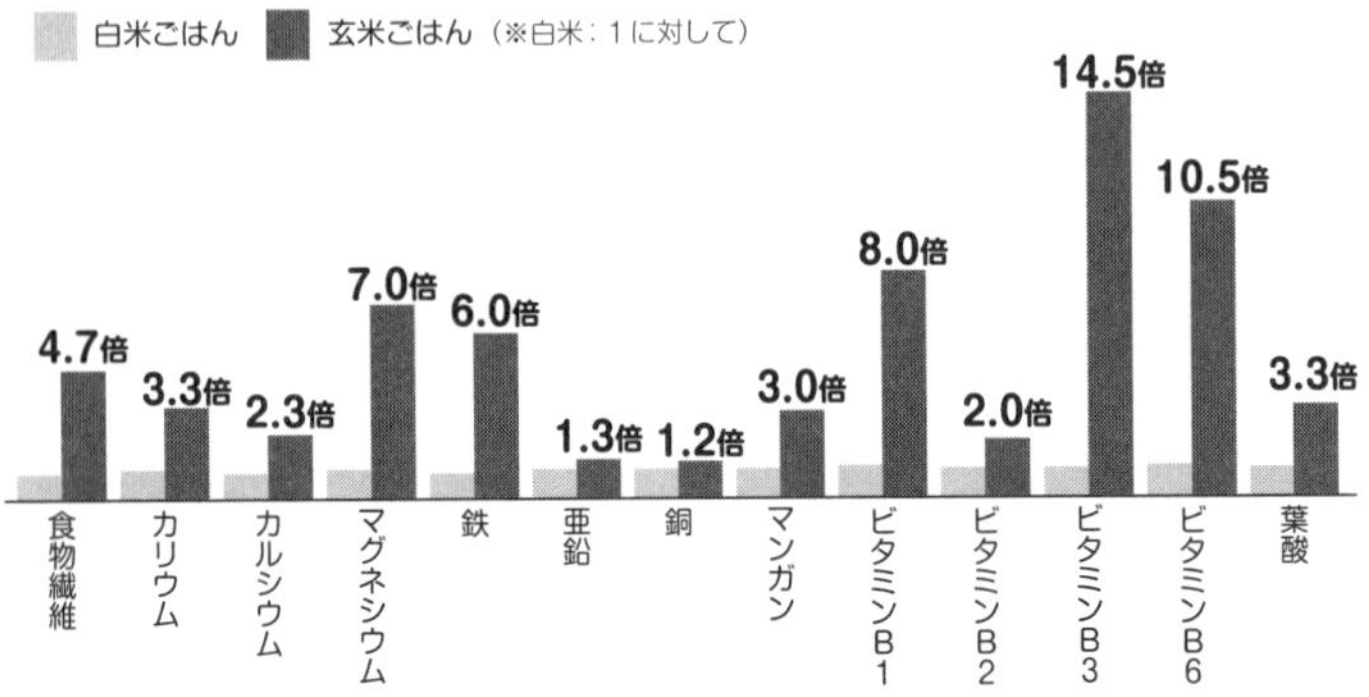

※ビタミンB3＝ニコチン酸相当量（ニコチンアミド相当量）
出典：日本食品標準成分表2010より

図表2-10　食物繊維を多く含む食物

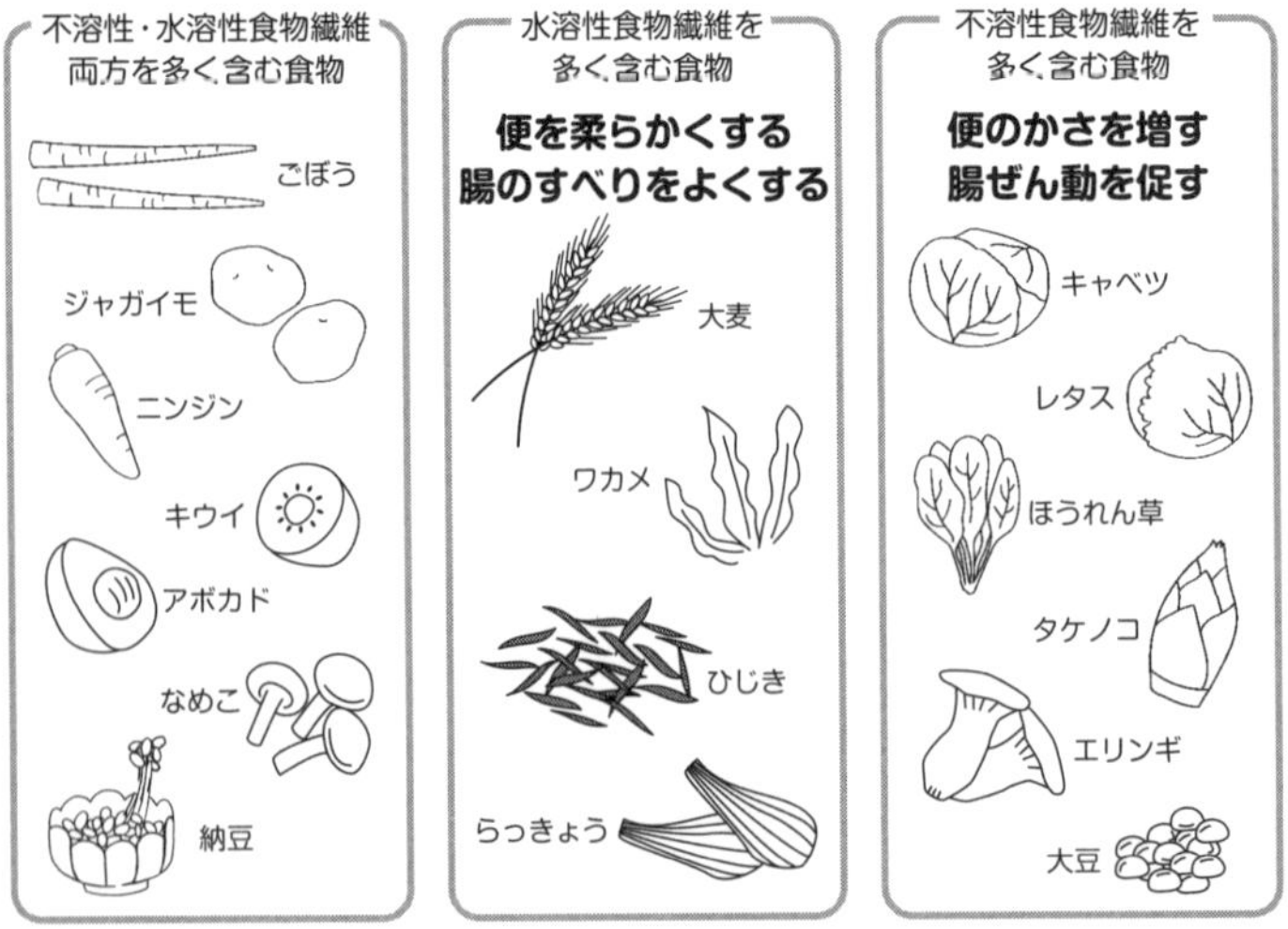

玄米を食生活に取り入れる際は、無理をせず、はじめは五分づき玄米（少し精白した玄米）から始めてみましょう。しっかり噛むことが基本です。

中には「玄米を食べると便秘する」という人がいます。その場合は、大麦（もち麦、押し麦）を混ぜてみるのもいいでしょう。大麦には水溶性の食物繊維がケタ違いに含まれているからです。ただし、大麦にはグルテンは含まれていませんが、グルテン様物質である「グルテリン」と「ホルデイン」というタンパク質が含まれています。そのため、アレルギー反応を起こしてしまうこともあるので注意が必要です。

また、玄米に含まれる「アブシジン酸」の毒性や「フィチン酸」によるミネラル吸収障害を指摘する声もあります。アブシジン酸は植物を乾燥から防ぐ物質で、どんな植物にも含まれていますが、よほど高濃度のアブシジン酸を摂取することのない限り、玄米食を摂取する程度で健康被害をもたらすという医学的な報告はありません。

また、最近では、フィチン酸の持つ抗酸化作用、抗がん作用、デトックス作用などの機能に注目が集まっているほどです。もし、それらの物質が気になるようなら、48時間ほど浸水させ、発芽させることで分解されます。どうしても心配な場合は、浸水時間を長めにして炊くとよいでしょう。

私は、ヨーロッパなど海外のアイアンマンレースに出場する際にも、なるべく普段の食生活を維持したいので、真空パックの玄米を持参するようにしています。環境が変わっても、いかに普段の食生活を変えないようにするかというのも、パフォーマンスを上げるのには大事なことのひとつです。

☆「脂」を見直そう

糖質と同様に、脂質もエネルギー源として必須の栄養素です。世間では糖質と同様、とかく「脂質＝悪」とされがちですが、前述した「ＰＦＣ比率」を意識して摂取するようにしましょう。

その中でも摂取を心がけたほうがよいのが、炎症を鎮める性質のある「オメガ3系脂肪

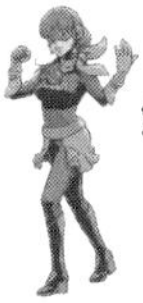

酸」です。

前著『なぜ、人は病気になるのか？』にも詳しく書きましたが、病気の根本原因のひとつに「慢性炎症」があります。

慢性炎症とは、自分で知覚できないレベルで、体の中で起こり続けている炎症のことです。上咽頭炎、歯周病、脂肪肝から、肥満、うつ、老化、不眠、そして第3章で説明するリーキーガット症候群（腸内環境の乱れ）も、慢性炎症の結果引き起こされます。

慢性炎症には、「サイトカイン」という物質が大きく関わっています。サイトカインは主に免疫細胞から生産・分泌される物質で、細胞同士の情報を伝達し、免疫細胞を活性化させたり抑制したりするはたらきを持っています。

このサイトカインには、大きく「炎症性サイトカイン」と「抗炎症性サイトカイン」の2種類があります。

免疫細胞は、病原体やがん細胞などの異物を体内で認識すると、まず炎症性サイトカインを誘導することで生体の炎症（＝異物排除のサイン）を促し、免疫反応を活性化させます。

一方、抗炎症性サイトカインは、こうした免疫反応が過剰にならないよう炎症を抑制しま

図表2-11　脂肪酸の種類

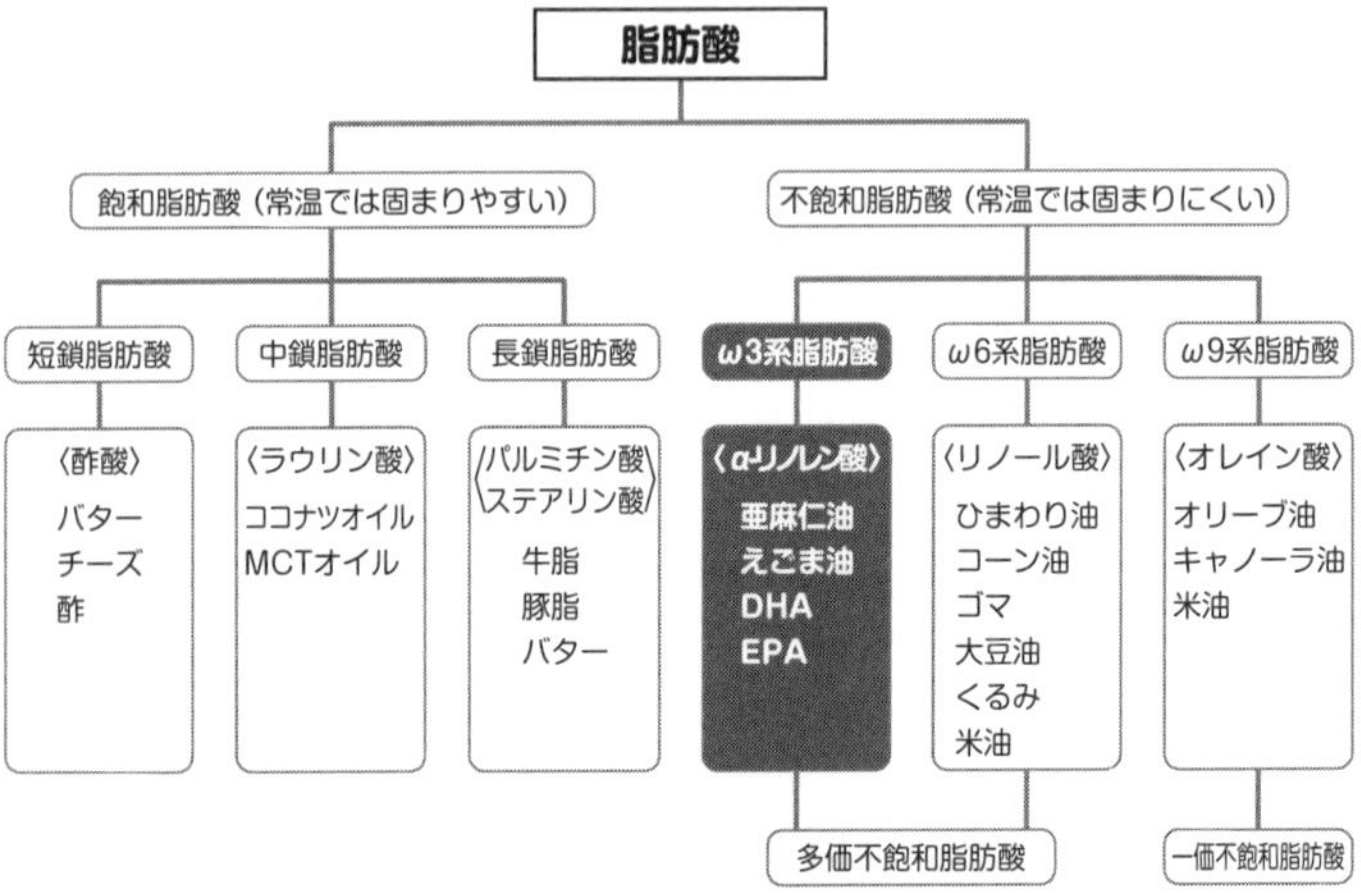

す。人間の体は、この炎症性サイトカインと抗炎症性サイトカインがアクセルとブレーキのように相互にはたらくことで、免疫細胞を活性化させたり抑制したりしながら免疫機能のバランスを保っています。

ところが、慢性的な炎症が体内に残っていると、その炎症を止めようとして炎症性サイトカインが過剰に分泌されます。すると、これまで均衡を保っていた炎症性サイトカインと抗炎症性サイトカインのバランスが崩れ、火事が燃え広がるように炎症が全身に行き渡ってしまいます（この現象を「サイトカインストーム」といいます）。

この過剰に分泌された炎症性サイトカインを鎮めるには、抗炎症性の脂肪を摂取するのが有効です。植物由来のα－リノレン酸、亜麻仁油や魚油由来のＤＨＡ、ＥＰＡなど不飽和脂肪酸のオメガ３系脂肪酸には、抗炎症作用があります。

体内に慢性炎症が残っていると、当然ながらミトコンドリアを活性化させることはできません。青魚、亜麻仁油などのオメガ３系脂肪酸を積極的に摂ることで、慢性炎症を〝鎮火〟しましょう。

☆ミネラルの吸収効率を高める「有機酸」

ミネラルは、人間の体内でつくり出すことができないため、食物から補うしかありません。

ただし、特定の栄養素、ミネラルが必要ということではなく、重要なのは全体的な栄養バランスです。したがって、前述した「ま・ご・わ・や・さ・し・い」のバランスのよい食生活を心がけましょう。特に海草・野菜・魚・肉・果物などには直接吸収できる有機酸ミネラルが含まれています。

ミネラルとともに有機酸を摂取すると、ミネラルがイオン化し、吸収しやすくなります。有機酸はお酢・レモン・リンゴ・梅干など、酸っぱい食物に含まれています。

特に、亜鉛を含むミネラルは体に吸収されにくい栄養素ですが、クエン酸などの有機酸と組み合わせると吸収率が高まります。これはクエン酸による「キレートミネラル」の作用によるものです。

加えて、ミネラルの吸収効率を高めるうえで私が重視しているのが「胃酸」と「短鎖脂肪酸」です。

胃酸はカルシウム、マグネシウム、亜鉛、鉄など健康維持のために欠かすことができないミネラルの吸収に必要不可欠です。ミネラル類は、胃酸があることでイオン化され、吸収されます。これは、胃酸分泌量の少ない日本人がミネラル不足に陥りやすい大きな原因でもあります。

☆どれかひとつサプリメントを選ぶなら「消化酵素」

栄養素の中には、日ごろの食生活ではなかなか補えず、不足しがちなものもあります。その際は、サプリメントで補うのも有効な手段です。

普段の食生活の中で必要な栄養素を摂ることはもちろん基本ですが、そこにビタミンやミネラルなどの栄養素をサプリメントから補うことで、理想とするパフォーマンスのゴールに近づくスピードが格段に上がります。サプリメントは「自分のめざすパフォーマンスに近づくための効率化の道具」なのです。

「ひとつだけ選ぶなら、どのサプリメントにしますか？」とよく聞かれます。その際に私が答えるのが「消化酵素」です。

繰り返しになりますが、栄養素をいくら摂取しても、体内に運ばれるサイズに消化・分解されなければ、ミトコンドリア内でＡＴＰをつくるまでの「運搬」のプロセスが途絶えてしまいます。特に、タンパク質をアミノ酸に分解するうえで消化酵素のはたらきは欠かせません。タンパク質と消化酵素はセットで取り入れましょう。

サプリメント以外にも、アミノ酸を豊富に含む肉類・魚類のスープなどを取り入れることも消化・吸収を促進する効果があります。私も実践していますが、あごだしやかつおだしのスープ、コンソメスープやボーンブロススープなどを食卓に添えてみましょう。

☆「避けたほうがよい」食物とは？

本章の最後に、「できるだけ避けたほうがよい食物」についても触れておきます。

食事アプローチにおいては「摂取」だけでなく「吸収」「消費」とセットで考える必要がある、とお話ししました。その「吸収」においては、腸内環境が正常に機能することが必須となります。

昨今では腸内環境への注目も「腸活」の言葉とともに高まっており、「善玉菌を増やす……」「〇億個もの乳酸菌が……」など、腸内環境を整える効果をうたう食物や飲料が数多く見られます。そういった食物を摂ることは否定しないのですが、私が強調したいのは

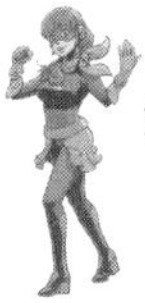

「摂る」より「摂らない」を心がけるべき、ということです。

その、腸内環境を乱す「避けたほうがよい食物」は、次のとおりです。

〈腸内環境を乱す食物〉

①精製穀物（小麦）
②牛乳
③トランス脂肪酸
④精製糖質
⑤GMO（遺伝子組み換え食品）
⑥毒素（農薬、残留抗生物質、食品添加物など）

ただし、私のスタンスとして「絶対に食べてはいけない」とは言わないようにしています。特に小麦、牛乳、砂糖など、現代の日本人の食生活に広く浸透しているもの、食べて美味しいものはたくさんあります。そういう私も、時にはラーメンを食べることもあれば、ピザを食べることもあります。QOL（クオリティ・オブ・ライフ）の面でも、美味しい食事を適度に楽しむことも大切です。

ただし、腸内環境を整えるという意味では、精製穀物に含まれる「グルテン」、牛乳に含まれる「カゼイン」、精製糖質の3つは、可能な範囲で意識的に避けることをおすすめします。

この他にも、ミトコンドリアを活性化するための食事についてお伝えしたいことはたくさんありますが、本章では基本的なポイントに絞って紹介しました。食生活を改善することはすべての「ミト育」の土台となります。そのことを理解したうえで、次章からの「ミト育」に入っていきましょう。

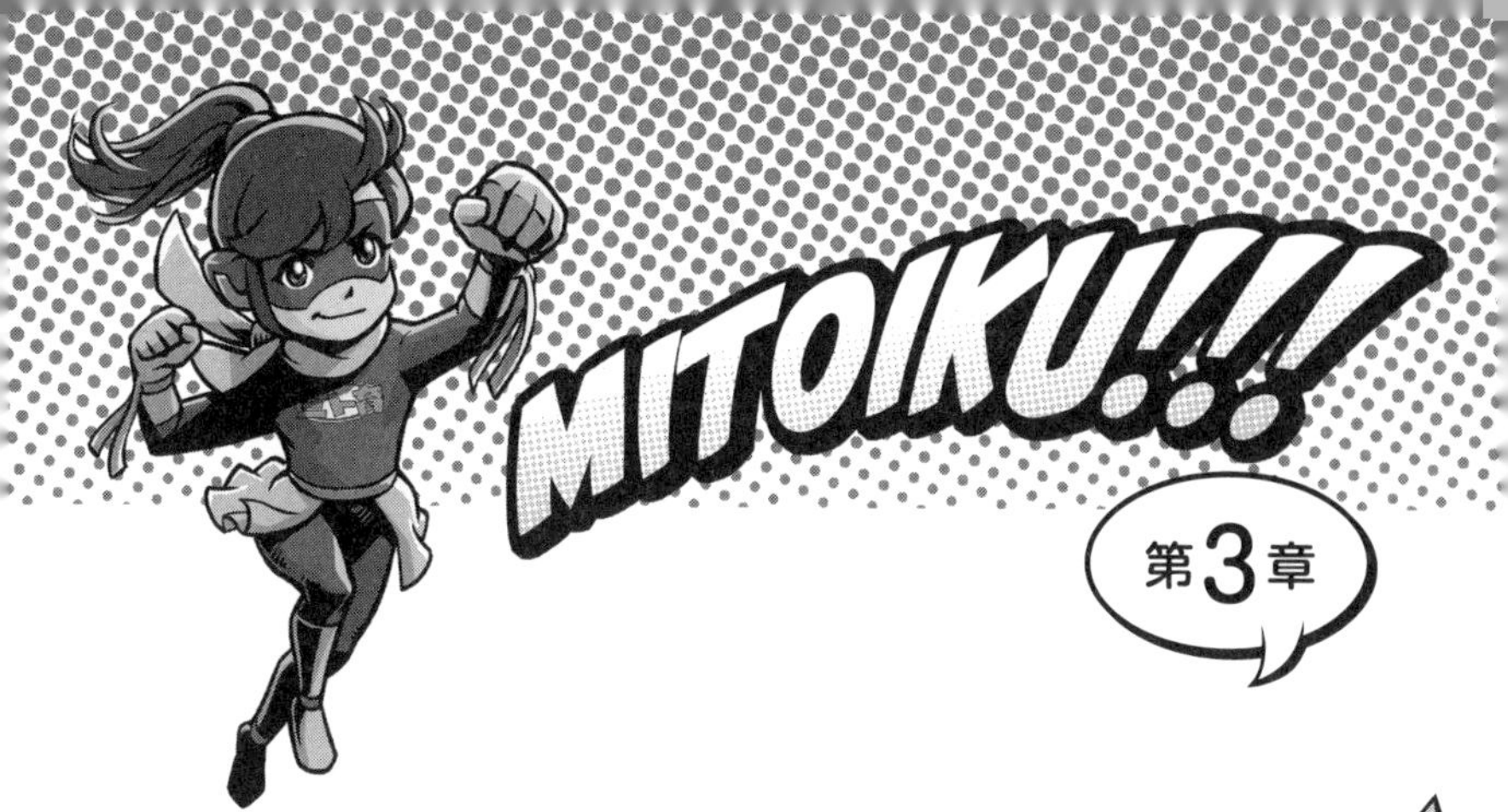

第3章

「ミト育」の3つの“整える”①
腸内環境を整える

3-1 すべての病気は「腸」から始まる

☆腸の大事な「3つのはたらき」

さて、本章からはいよいよ、ミトコンドリアを元気に育てる「ミト育」の柱である「3つの〝整える〟」について、順番にお話ししていきます。

はじめに紹介するのが「腸内環境を整える」です。

この腸内環境を整えることの重要性については、前著『なぜ、人は病気になるのか？』でもお話ししています。前著を読んでくださった方は、その復習も兼ねてお読みいただければと思います。

第2章でお話ししたように、ミトコンドリア内でATPをつくるためには、エネルギーのもととなる炭水化物・脂質・タンパク質と、「エネルギー工場」であるクエン酸回路を回すためのミネラルの摂取が欠かせません。しかし、それらの栄養素を体内で消化・吸収し、ミトコンドリアをはじめ体内の様々な器官まで「運搬」しなければ意味がありません。その「運搬」を担う要の機能が、腸内環境です。

All disease begins in the gut.（すべての病気は腸から始まる）

——古代ギリシャの医師で、「医学の祖」ともいわれるヒポクラテス（紀元前460年〜370年）の言葉です。そのくらい、腸内環境の乱れはすべての病気の根源といえます。

腸のことを英語で「Gut」といいます。テニスのラケット面に格子状に張る糸（ストリング）を「ガット」といいますが、これは昔のガットが実際に羊の腸を用いていたことに由来します。また、「ガッツポーズ」などで使う「ガッツ（Guts）」は「Gut」の複数形で、「内臓、はらわた」の意味から派生して「勇気」「胆力」「忍耐」を表す言葉になりました。

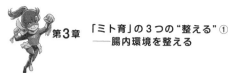

それだけ、腸という器官は、私たちの健康を維持するうえで「扇の要」ともいえるもので、第3章でお話しする肝臓のデトックス機能と連携しながら、外敵から体を守る役割を果たしています。

その腸のはたらきは、大きく分けて次の3つがあります。

①食物を消化し、栄養素を吸収する
②水分を吸収して便をつくり、排泄する
③病原体・毒素などから体を守る

①食物を消化し、栄養素を吸収する

食物に含まれる栄養素（炭水化物、脂質、タンパク質など）を、体内に吸収されやすい形や大きさに変えるはたらきを「消化」といいます。

私たちが口から取り込んだ食物は、だ液や胃の消化液によって炭水化物とタンパク質の一部が分解され、さらに腸の中で分解が進んでいきます。消化された栄養素は、腸の内側にある絨毛と呼ばれるヒダから体内へと吸収されます。つまり、いくら食物から栄養素を摂取しても、腸内で消化・吸収されなければ、ミトコンドリアまで必要な栄養素を運ぶことができません。

②水分を吸収して便をつくり、排泄する

栄養素が体内に吸収された後、腸内には食物のカスが残ります。そのカスから水分を吸収して便をつくり、体の外へ排泄することが、腸の2つ目のはたらきです。

食物のカスからは徐々に水分が吸収され、液体から半固形状へ、最終的には固形状の便がつくられます。その便が肛門の手前（直腸）まで運ばれると、刺激が脳に伝わり、便意をもよおし、肝臓のデトックス機能によって排泄されます。この時の腸の運動が乱れたり、水分が正しく吸収されなかったりすると、便秘や下痢を引き起こします。

③病原体・毒素などから体を守る

3つ目のはたらきは、病原体や毒素などから体を守る機能です。

体内の消化管は、口から肛門まで1本のホース状につながった構造をしています。腸の中は、いわば「内なる外」であり、細菌やウイルス、重金属、カビ、食物に含まれる食品

添加物など、私たちの体にとって好ましくない病原体や毒素と常に接触する、リスクの高い場所でもあるのです。

そこで、腸にはこういった病原体や毒素が体内に侵入するのを防ぐため、「腸管上皮細胞」によるバリア機能があります。腸管上皮細胞が腸の内壁をネバネバした粘液バリアで覆うことで、病原体や毒素の体内への侵入を阻みます。

また、人には外敵の侵入を感知して排除する「免疫」という機能が備わっています。その免疫機能を担う免疫細胞の、実に7割が腸内に集まっています。そのため、腸は「人体最大の免疫器官」とも呼ばれています。

☆腸内環境のカギを握る「短鎖脂肪酸」

ミトコンドリア内のクエン酸回路を回すうえで必須の栄養素、ミネラル。そのミネラルの吸収率を上げるためには、何より腸内環境を整えることが重要です。その腸内細菌の中でも大きなはたらきを担うのが「短鎖脂肪酸」です。

私たちの腸内には多種多様な腸内細菌が生息しており、その種類は実に1000種類、百兆個以上に及ぶとされています。これを「腸内細菌叢（マイクロバイオータ）」といいます。顕微鏡で腸の中を覗くとお花畑のように見えることから、「植物群」の意味を持つ「フローラ（flora）」にたとえて「腸内フローラ」とも呼ばれます。名前を聞いたことがある人もいると思います。

この腸内フローラに生息する腸内細菌は、主に食物繊維をエサとしています。食物繊維を食べた腸内細菌からつくられるのが短鎖脂肪酸で、代表的なものとして次の4つがあります。

●酢酸
●プロピオン酸
●酪酸
●吉草酸

これらの短鎖脂肪酸には、私たちの体を整える様々なはたらきがあります。中でも「抗

図表3－1　短鎖脂肪酸の抗炎症作用と免疫機能の調整

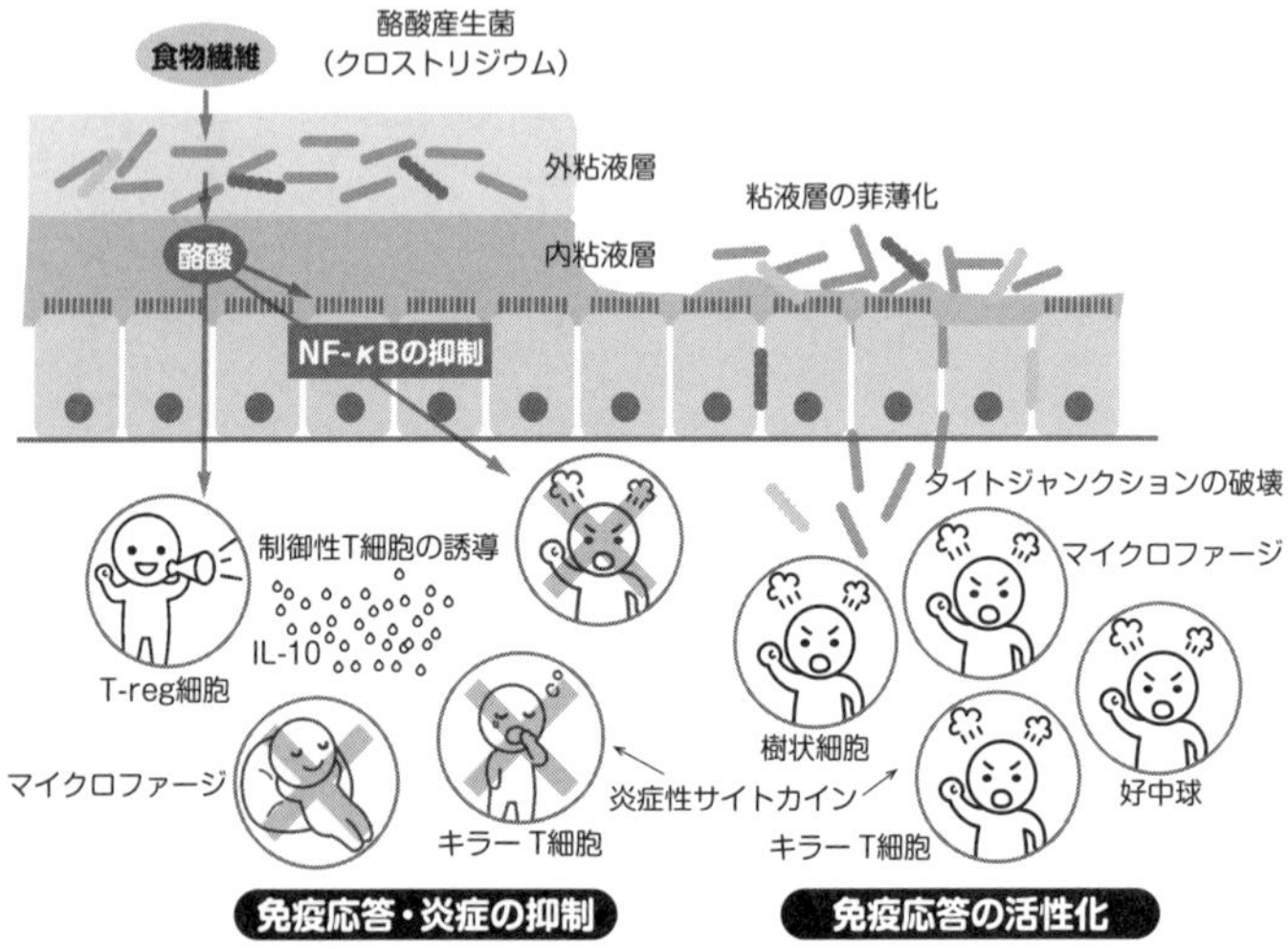

出典：炎症性腸疾患の病態と腸内細菌の関わり　日本内科学会雑誌 106号 第3号

炎症作用」「免疫機能の調整」はとりわけ重要です。

短鎖脂肪酸のひとつである酪酸には、免疫応答や炎症を抑制する細胞（Treg細胞）を増やしたり、炎症を引き起こすタンパク質（NF－κB）を抑制するはたらきがあります。しかし、食物繊維の摂取が不足すると、この酪酸が十分につくられず、腸内の粘液層の菲薄化《ひはくか》（薄くなり痩せてしまうこと）を招きます。結果として後述するリーキーガット症候群を生じ、炎症を引き起こしてしまいます。

その他にも、短鎖脂肪酸には腸内環

境を整える次のはたらきがあります。とりわけ、マグネシウムなどのミネラルの吸収効率を上げるはたらきはミトコンドリアの機能を高める点でも重要です。

- 腸管の上皮細胞の重要なエネルギー源
- 水分吸収・腸管ぜん動運動の亢進
- 腸内を弱酸性に保ち、有害な菌の増殖を抑制する
- マグネシウムなどのミネラルの吸収効率を上げる
- 肥満予防
- 腸の炎症予防
- 免疫機能の調整
- がん細胞の増殖抑制

☆アスリートの驚くべき腸内環境

「アスリートは、運動していない人と比べ、特徴的な腸内細菌叢を持っている」（Wiley

Barton, et al .:Gut. 2018 Apr;67(4):625-633)

これはプロのラグビー選手と運動の習慣のない人とで比較した試験で、アスリートは運動習慣のない人に比べ、酢酸、プロピオン酸、酪酸が明らかに増加していたそうです。

「エリートアスリートの腸内では、乳酸代謝を介してパフォーマンスを向上させる菌が存在する」という2019年のイギリスの論文では（Jonathan Scheiman, et al . Nat Med. 2019 Jul;25(7):1104-1109）、ボストンマラソンに参加した長距離ランナーの便を採取したところ、ランナーにはVeillonella（ベイロネラ）属が多く存在し、その菌種をマウスに移植すると、トレッドミルでの運動パフォーマンスが上がり、運動後に増加する炎症性サイトカインが抑制されることがわかったそうです。また、ランナーの糞便を移植した腸内細菌叢にはTCAサイクルを回転させる遺伝子発現が亢進していて、実際に酢酸やプロピオン酸が増加することも確認されました。

その他、「腸内細菌叢の役割を理解することは、アスリートの最適なパフォーマンスの追求につながる」（Riley L, Front Nutr. 2019; 6:191）など、腸内環境を整えることによる短鎖脂肪酸産生とアスリートのパフォーマンスを向上の関係を示唆させる論文はたくさんあります。プロピオン酸はこれまでにも、心拍数や最大酸素消費量を増加させたり、血圧に影響を与えることがわかっていて、実際この研究で直腸内にプロピオン酸を投与すると、マウスの運動時間が延長することも示されています。

「長期的なタンパク質補給は腸内細菌叢に悪影響を与える可能性がある」（Diego Moreno-Perez et al. Nutrients. 2018 Mar 10;10(3):337.）
アスリートの栄養学ではプロテイン補給が普通に行われていますが、腸内細菌解析の結果から見ると、食物繊維補充なしでのプロテイン補給はBifidobacterium longumなどのいわゆる善玉菌を減少させることが報告されています。

このように、一流アスリートの腸内細菌叢が運動能力向上に役立つ可能性を指摘しているわけで、将来のオリンピック選手のために、生まれて2～3年に完成する個々の腸内細菌叢が重要になると思います。今後は食～腸内細菌叢～運動を総合的に考えたメニューを個別に提供する時代が来るかもしれません。

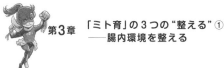

☆腸内細菌叢は「産まれた時」に形成される？

その腸内細菌叢が形成されるのは、新生児から2歳くらいにかけての乳幼児期といわれています。というのも、赤ちゃんはお母さんのお腹の中にいる胎児の時は無菌の状態ですが、出産の際にお母さんのお尻を「ぺろっ」と舐めて出てきます。その時にお母さんからはじめて菌を譲り受けるのです。その後、腸内細菌は大きく発達し、2歳頃までには腸内細菌叢は形成されるとされています。

また、この乳幼児期に腸内細菌叢を整えることは、将来のアスリートの競技結果に大きく関与するのではないか、とも考えられています。

ただし、誤解のないように言うと、ここで紹介しているのは「腸内細菌叢は乳幼児期に形成される」という話で、後天的に腸内環境を整えることの重要性に変わりはありません。この後でお話しする「腸内環境を整えるポイント」をぜひ理解し、実践していただきたいと思います。

特に女性の場合、お母さんの腸内環境が乱れていると、産まれてくる赤ちゃんもその腸内環境の乱れを引き継ぐことになります。腸内環境を整えることは「妊活」の観点からも重要なのです。

☆腸内環境の乱れが「不眠」を引き起こす？

腸内環境は、私たちの「睡眠」にも大きな役割を果たしています。

私たちの睡眠の質を司っているのは「メラトニン」「GABA」といった神経伝達物質です。特に重要なはたらきをするのがメラトニンです。メラトニンには、ストレスによる免疫力の低下を抑え、感染症に対する抵抗力を高める効果があります。さらに、がん細胞を排除する免疫力を高め、抗がん剤やストレスによる免疫力の低下を軽減する効果があります。

メラトニンには、ビタミンEの実に6倍から10倍もの抗酸化作用があります。メラトニンは細胞内のミトコンドリアに入ることができる数少ない抗酸化物質でもあり、体を活性酸素のダメージから守ります。体内でメラトニンを分泌することは、第4章でお話しする抗酸化機能の向上という点でも重要です。

このメラトニンの原料となるのが、「セロトニン」という神経伝達物質です。セロトニンは、日中に太陽光を浴びることで分泌されます。

さらに、そのセロトニンの原料となるのが「トリプトファン」というアミノ酸の一種です。トリプトファンは体内で生成できないので、食物から摂取する必要があります。摂取されたトリプトファンは、日中は脳内でセロトニンに変化し、夜になると睡眠を促すメラトニンへと変化します（76ページ、図表2－5参照）。

トリプトファンからセロトニンをつくる過程では、亜鉛、ビタミンB3やB6、葉酸といったビタミンやミネラルのはたらきが欠かせません。特に亜鉛は、セロトニンはもちろん、同じく抑制系の神経伝達物質であるGABAをつくるのにも不可欠です。逆に、興奮系の神経伝達物質であるドーパミンやノルアドレナリンを抑えるのにも、亜鉛やマグネシウムが必要になります。それらのミネラルが腸内でうまく吸収できなければ、当然のことながら睡眠不足につながります。

そして、神経伝達物質の原料はアミノ酸、つまりタンパク質です。したがって、そもそもタンパク質を腸内で吸収できなければ、神経伝達物質をつくることはできません。

3-2

毒素が体内に漏れ出る?「リーキーガット症候群」

☆「リーキーガット症候群」とは?

繰り返しになりますが、栄養素の「運搬」の要である腸内環境が乱れていると、ミトコンドリアという「エネルギー工場」を稼働させることはできず、不眠など様々な不調を引き起こしてしまいます。その腸内環境の乱れの中でも最も深刻なのが「リーキーガット症候群(Leaky Gut Syndrome:腸漏れ症候群)」です。

健全な腸の状態は、腸管の細胞(腸管上皮細胞)同士がすき間なくつながることでバリア機能を形成しています。タイトジャンクションが重金属などの環境汚染物質、カンジダ

図表3-2　リーキーガット症候群

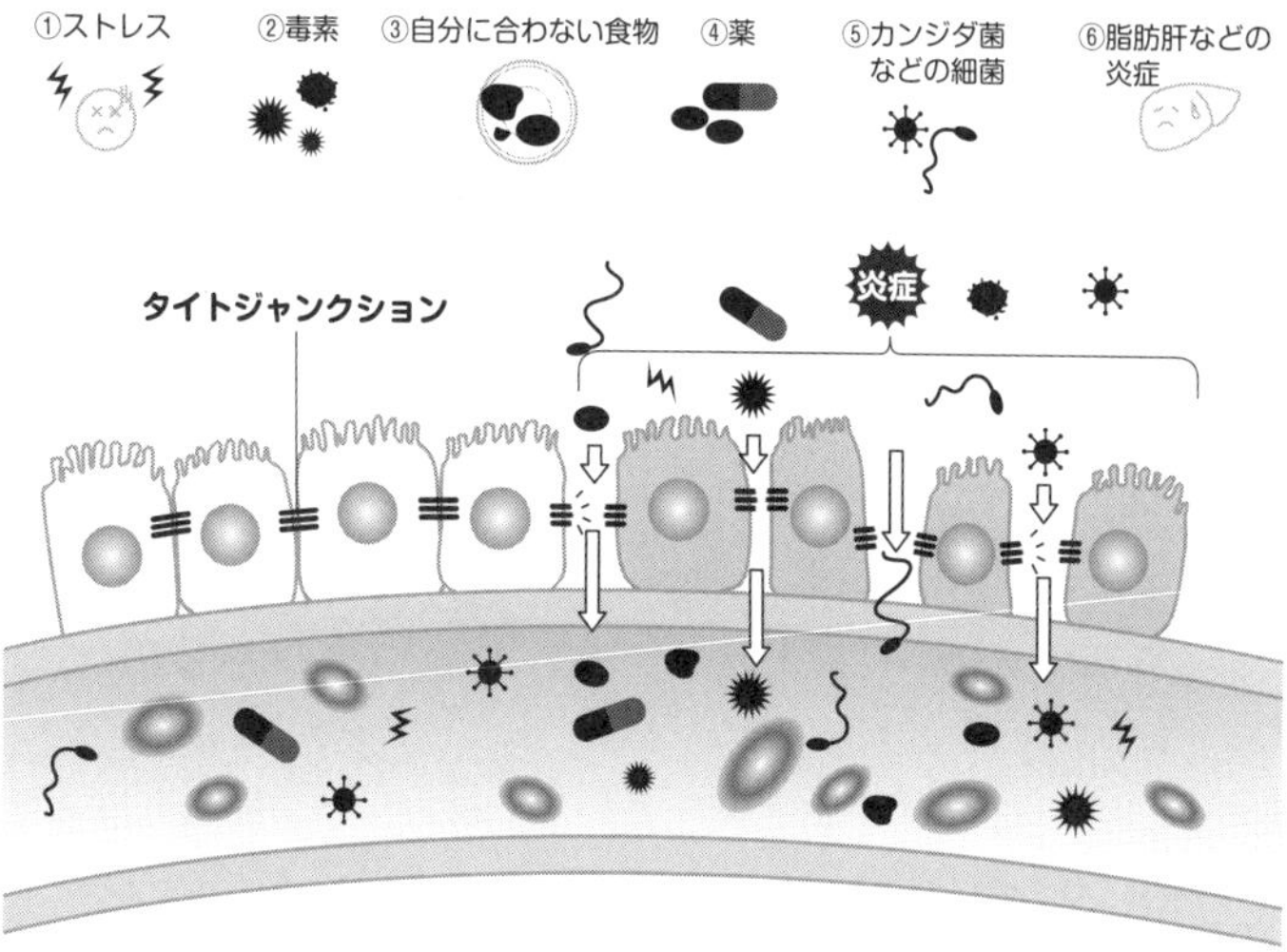

菌などの有害病原体や食品添加物などを体内に侵入させないようブロックしています。

しかし、これらの毒素や病原体、自分の体に合わない食物、ストレスなどによって、腸管の慢性炎症が引き起こされると、腸の内層が傷つきます。すると、すき間なく並んでいた腸壁のタイトジャンクションが緩み、透過性（気体・液体などを透過させる性質）が高まります。そのことで、未消化のタンパク質や老廃物、有毒物質が腸から体内へと漏れ出してしまいます。

これらの未消化物や老廃物などが血流に入り込み、体の様々な部位に運ば

図表3-3　リーキーガット症候群が引き起こす主な症状

種類	主な疾患
皮膚系の疾患	ニキビ、アトピー、酒さ、乾癬、じんましんなど
甲状腺の疾患	橋本病、甲状腺機能低下症、甲状腺機能亢進症（バセドウ病）
大腸の疾患	便秘、下痢、IBD（炎症性腸疾患）、IBS（過敏性腸症候群）など
副腎、腎の疾患	副腎疲労、腎疾患
原因特定の困難な疾患	リウマチ、線維筋痛症、頭痛
副鼻腔と口腔の疾患	風邪、食物過敏
精神・神経系疾患	うつ、ADHD、自閉症
がん	

れることで、様々な炎症を引き起こします。それが、自己免疫疾患やアレルギー、感染症など多くの疾病を発症する原因となります。このように、腸壁のタイトジャンクションが緩み、腸（Gut）のバリア機能が低下することで、体内に漏れ出した（Leak）病原体や毒素が疾病を引き起こす現象を「リーキーガット症候群」といいます。

リーキーガットが生じることで引き起こされる症状は、図表3－3のとおりです。ヒポクラテスが「すべての病気は腸から始まる」という言葉を残したのも大いに頷けます。

☆腸内環境の悪化が脳にも影響を及ぼす？

　リーキーガットが引き起こすこれらの症状の中には、うつやＡＤＨＤといった精神疾患、神経系疾患が含まれています。なぜ、腸内環境の乱れが脳の疾患を引き起こすのでしょうか？

　実は、腸は「第二の脳」とも呼ばれ、独自の神経ネットワークを持っており、脳からの指令がなくても独立して活動することができます。たとえば消化・吸収や排泄といった腸の機能は、脳からのシグナルを待つことなく行われています。

　また、近年の研究では、脳と腸が互いに情報を伝達し合い、双方向で作用し合う関係にあることがわかっています。この脳と腸が密接に影響を及ぼし合うことを「腸脳相関」といいます。

　たとえば人間をはじめとする動物の多くは、ストレスを感じるとお腹が痛くなり、便意をもよおします。これは脳が自律神経を介して、腸にストレスの刺激を伝えるからです。

図表3-4　リーキーブレイン

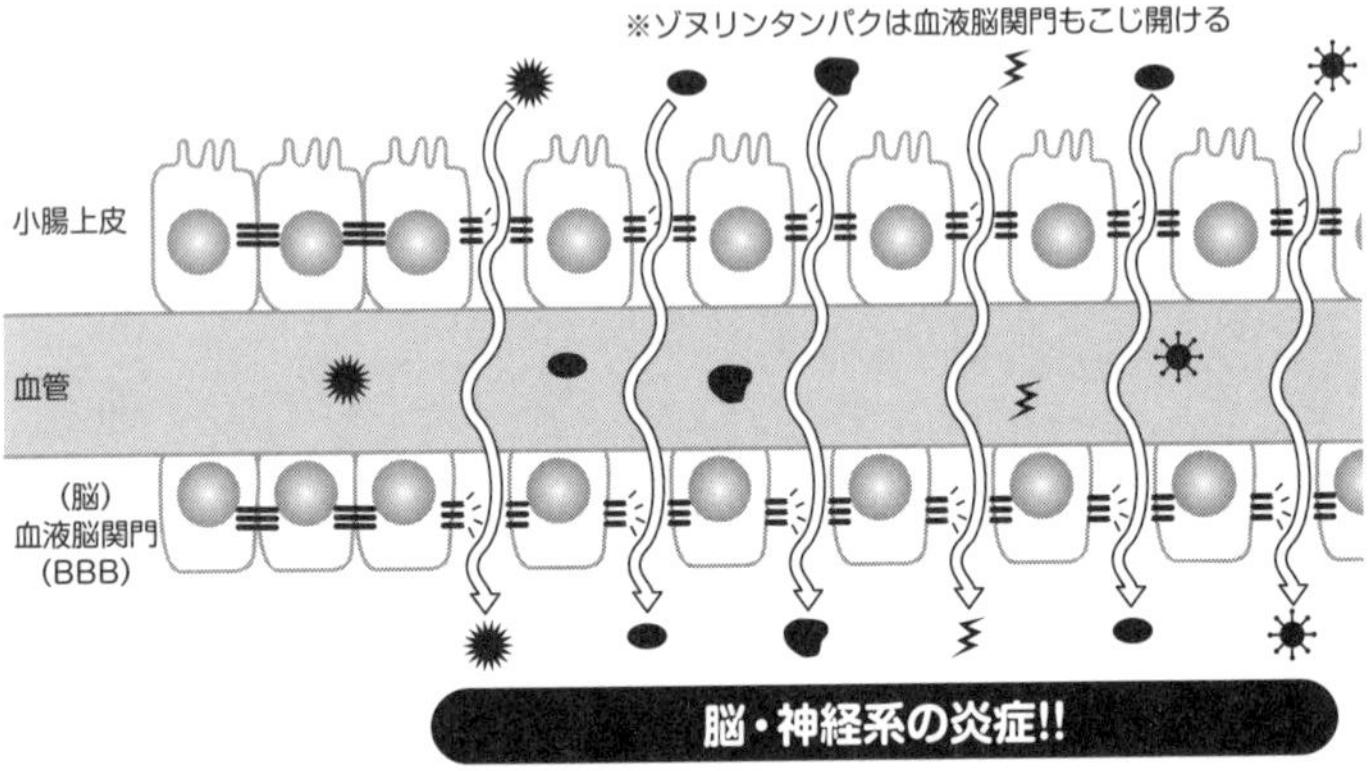

「腸に病原菌が感染すると、不安感が増す」「脳が感じる食欲には腸の消化管から放出されるホルモンが関与している」といった研究報告もあります。このように、腸の状態は脳の機能にも影響を及ぼしているのです。

そして、腸と同様、脳にも有害物質の侵入を防ぐバリア機能として「血液脳関門（Blood-brain barrier／BBB）」があります。その脳のBBBが、腸内環境の悪化によって低下してしまう現象を「リーキーブレイン」といいます。

腸壁の細胞と細胞をつなぐ「タイトジャンクション」に悪影響をもたらすタンパク質に「ゾヌリンタンパク」があります。小麦に含まれるグルテンの分解物である「グリアジン」が腸管の上皮細胞に結合すると、そこから信号が送られ、ゾヌリンタンパクが過剰に分泌されます。そのゾヌリンタンパクが、上皮細胞に結合し、信号を送ると、タイトジャンクションを形成している細胞同士の結合が緩むのです。

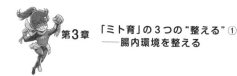

そして、ゾヌリンタンパクは、タイトジャンクションが緩んだすき間をぬって、腸内から体内へと侵入します。そして、血流に乗って脳まで到達し、ＢＢＢのタイトジャンクションをも緩めてしまいます。その結果生じた脳内の細胞と細胞のすき間から、有害物質が脳内に入ってしまうのです。それがリーキーブレインです。

そのリーキーブレインによって、脳内にも炎症が発生し、イライラ、集中力低下などの精神的不調や頭痛を引き起こします。このリーキーブレインが引き起こす脳内の炎症は、不眠やアルツハイマーや認知機能の低下と大きく関係しているともいわれています。

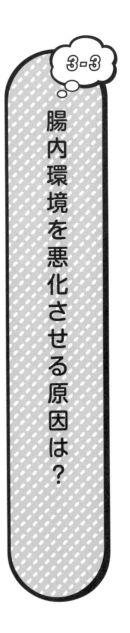

3-3 腸内環境を悪化させる原因は？

☆リーキーガットを引き起こす食物とは？

このように、リーキーガットは腸内環境を乱し、ひいては脳内の環境にも悪影響を与える怖い症状です。そのリーキーガットを引き起こす主な原因は、大きく次の5点です。

①腸内環境に悪影響を与える食物
②毒素
③薬
④病原性細菌

⑤精神的なストレス

まず、「①腸内環境に悪影響を与える食物」から説明します。とりわけ腸内環境に悪影響を与える食物を列挙すると、次のとおりです。

●精製穀物（小麦）
●牛乳（カゼイン）
●トランス脂肪酸
●精製糖質
●GMO（遺伝子組み換え食品）

「えっ、こんなにあるの？」「小麦や牛乳も悪影響があるの？」と驚く人もいるかもしれません。これらの多くは私たちの日常に非常に身近な食物であり、私たちは特別に意識しなくてもこれらの食物を摂取していますが、それらの食物がリーキーガットを引き起こすトリガーになります。

☆知らず知らずのうちに腸内に忍び込む「毒素」

次に「②毒素」です。私たちの身近にある食物には、様々な毒素が混入しており、無意識のうちに口の中に入っています。毒素は腸管から体内に侵入してリーキーガットを引き起こします。

現代において、すべての毒素を避けることは「地球に住むな」と言っているに等しいくらい難しいことです。しかし、できるだけ意識して避けたほうがよいでしょう。

主な毒素には次のものがあります。

- ●農薬
- ●残留抗生物質
- ●食品添加物
- ●重金属、歯の水銀詰め物など（アマルガム）

私たちが口にする食肉牛や乳牛は、体を動かすとエサの消費が増すことを考慮し、狭いところに閉じ込めておく場合があります。そうすると病気になるので、エサに大量の抗生物質を入れます。そんな牛の生乳が体にいいわけがありません。

「③薬」も、まったく飲むなと言いたいわけではなく、薬が必要な時は当然あります。ただ、できるだけ避けたほうが、正常な腸内環境を保つためには望ましいです。

必要性が疑わしいと思っているのは、胃酸の分泌を抑える制酸剤です。消化器内科医としての経験から言うと、胃酸がたくさん分泌される日本人というのはほとんどいないからです。胃酸の分泌を過度に抑えてしまうことによって逆に消化が悪くなり、栄養吸収が阻害されてしまうことの弊害に目を向けたほうがいいと思います。

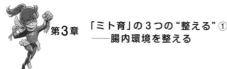

☆カビの一種「カンジダ菌」が腸内環境を乱す

「④病原性細菌」の代表格として「カンジダ菌」についてお話しします。

カンジダ菌は、真菌というカビの一種です。人間の皮膚や粘膜に存在する常在菌であり、健康な人の腸内にも存在します。
腸内の細菌には善玉菌・悪玉菌に加えて「日和見菌」という〝どっちつかず〟の菌があります。善玉菌・悪玉菌・日和見菌のバランスは2：1：7が理想とされています。カンジダ菌はこの日和見菌に属し、基本的にはおとなしく腸内に生息しています。

ところが、前述したリーキーガットが起こり、腸内環境が悪化すると、この善玉菌・悪玉菌・日和見菌の構成バランスが崩れます（この異常を「ディスバイオシス」といいます）。すると、普段はおとなしかったカンジダ菌が、丸い粒状の酵母形態から、徐々に糸（菌糸）を伸ばし始めます。そして、腸内に絡みついて離れなくなります。

さらに、カンジダ菌は外敵から身を守るために、腸内で「バイオフィルム」という膜を張ります。ヌメヌメした状態のバイオフィルムは、一度ついてしまうとなかなかはがれません。お風呂のバスタブやタイルにカビが生えるとなかなか取れませんが、それと同じ現象が腸の中で起こるのです。
腸内に菌糸を伸ばし、バイオフィルムを張って絡みついたカンジダ菌は、アセトアルデ

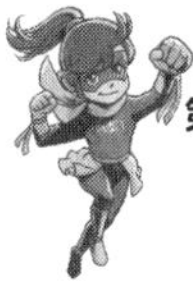

ヒドやアンモニアといった毒素を放出したり、体外にデトックスしなければならない重金属を抱え込んだりします。そして、さらにリーキーガットを促し、腸内環境を悪化させるという悪循環を引き起こしてしまいます。

このように、腸内にカンジダ菌が貼りついてしまった症状に対して、私のクリニックでもそのカンジダ菌を除去する治療を行っています。

カンジダ菌は、死ぬ時にアセトアルデヒドなどの毒素を放出します（この現象を「ダイオフ」といいます）。ダイオフによって放出される毒素の7割は腸内に排泄されます。したがって、腸内環境を改善しない以上は、カンジダ菌を除去しても根本的な改善にはいたりません。腸内環境が改善されないままカンジダ菌の除去だけ行っても、根本的な改善は期待できないということ、またバランスが崩れてディスバイオシスを引き起こしかねないということは、知っておく必要があります。

3-4 腸内環境を整えるには？

☆正常な腸内環境を保つには「摂る」より「摂らない」

リーキーガット症候群を引き起こさずに、腸内環境を保つための食事は、何が有効でしょうか？　腸内環境の改善効果を期待して、ヨーグルトや乳酸菌飲料、発酵食品などを積極的に食べているという人もいるでしょう。

そういった食物を摂ることも大事ですが、私が前著から強調しているのは「摂る」より「摂らない」を心がけるべき、ということです。

毒素が腸内から体内に漏れ出てしまうリーキーガット症候群を引き起こし、腸内環境を乱してしまう原因となる食物や物質について、避けられるものはできるだけ避けることをおすすめします。

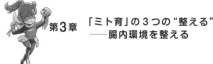

すでに紹介しましたが、「避けたほうがよい食物」は次のとおりです。その中からいくつか「なぜ腸内環境を乱すのか」を説明していきます。

①精製穀物（小麦）
②牛乳（カゼイン）
③トランス脂肪酸
④精製糖質
⑤GMO（遺伝子組み換え食品）
⑥毒素（農薬、残留抗生物質、食品添加物など）

繰り返しになりますが、これらの食物について、私は「絶対に食べてはいけない」と言いたいわけではありません。現代の日本人の食生活に広く浸透しているもの、食べて美味しいものもあるので、日常生活において適度に楽しむことも大切です。ただ、腸内環境を整えるという意味では、無理のない範囲で口にする機会を減らしてみてください。

☆小麦が腸内環境を乱す「3つの理由」

まず、「①精製穀物（小麦）」です。

最近では米粉などを使用したパンや「グルテンフリー」をうたった食事など、小麦粉を使わない食物も店頭で見られるようになりました。でも、なぜ小麦が腸内環境を乱すのか、よくわからないという人も多いと思います。ここでは大きく3つの理由を挙げて説明します。

ア　消化困難なタンパク質「グルテン」
イ　「アミロペクチンA」が血糖の乱高下をもたらす
ウ　「グリアドルフィン」が中毒性をもたらす

ア　消化困難なタンパク質「グルテン」

小麦の主要な栄養素である「グルテン（gluten）」。近年では「グルテンフリー」をうたった料理や食品も多く出ており、かなり認知された言葉になっています。

そのグルテンは、ラテン語で「のり」を意味する「glue」を語源としています。その名のとおり、小麦粉は水を含むとベタベタと粘り気が増します。そして、こねることでピザやパスタに代表されるように、あのモチモチした心地よい食感をもたらします。

そのように、グルテンは粘性の高いタンパク質で、そもそも人間の消化酵素では分解されにくい性質を持っています。消化されないグルテンは、腸の粘膜に貼りついて異物となってしまいます。そして、腸粘膜を傷つけて炎症を起こし、リーキーガットの大きな原因になるのです。

世の中には、グルテンが遺伝的に食べられない自己免疫性疾患「セリアック病」を患っている人がいますが、セリアック病は日本人には少ないとされています。しかし、グルテンを多く含む食事をした後に胃が膨張し、胃の痛みや吐き気、腹部のけいれんを感じる

「グルテン不耐症」の人は、私も臨床の現場で数多く目にします。世界的テニスプレーヤーのノバク・ジョコビッチ選手もグルテン不耐症の一人で、グルテンフリーの食生活を取り入れてから戦績が上昇し世界チャンピオンにまでなったことはよく知られています。

イ 「アミロペクチンA」が血糖の乱高下をもたらす

小麦の約70％を占める栄養素は「糖質」です。その糖質のさらに約75％を占めるのが「アミロペクチンA」という物質です。

このアミロペクチンAを豊富に含む小麦は、チョコレート以上に血糖の急上昇を引き起こす特徴があります。その血糖値を下げるためにインスリンが過剰分泌された結果、脂肪をため込み太りやすくなったり、むくみを引き起こす原因にもなります。また、強い疲労感や集中力の低下を感じるようにもなります。

ウ 「グリアドルフィン」が中毒性をもたらす

グルテンには「グリアドルフィン」というタンパク質の一種が含まれています。そのグリアドルフィンには、「オピオイド効果」という作用をもたらす特徴があります。オピオイドとは、手術中や術後、外傷、分娩時の痛みを鎮める鎮痛薬として用いられる麻薬の一種で、アヘンにも含まれている物質です。

グリアドルフィンが腸管から血中へ移動し、血液脳関門（BBB）を通過して脳内に到達すると、脳のオピオイド受容体に結合し、モルヒネと同様の作用を引き起こします。その結果、ドーパミンが放出され、脳が興奮作用を起こし、「パンをもっと食べたい！」「ラーメンをもっと食べたい！」と中毒作用を引き起こすのです。その結果、グルテンを過剰摂取し、腸内環境の乱れをますます促進してしまいます。

☆「牛乳を飲むとお腹がゴロゴロする」のは日本人に多い？

次に「②牛乳（カゼイン）」です。カルシウムをはじめ栄養補給の定番飲料として、日本の食卓におなじみの牛乳。ところが近年、その牛乳に対する否定的な見識が出てきています。その主なものは、次の2つです。

ア　乳糖不耐症

イ　カゼイン不耐症

ア　乳糖不耐症

「牛乳を飲むとお腹がゴロゴロする……」という人は少なくないでしょう。私たち人間は、生まれたての赤ちゃんの時に乳糖（ラクトース）を分解する「ラクターゼ」という物質（乳糖分解酵素）をつくり出しています。しかし、乳児期を過ぎて卒乳するとラクターゼの産生は減少し、失われていきます。特に、アジア人では85パーセント以上ものラクターゼが減少するといわれています。これは、古くから酪農を営み、乳製品を食してきた欧米人に比べて、そのような食文化を持たないことに由来するとされています。

つまり、私たち日本人の多くには、乳児期を過ぎると乳糖を消化できず、消化不良を起こしやすい特徴があるのです。これを「乳糖不耐症」といいます。「牛乳を飲むとお腹がゴロゴロする」のはこのためです。

乳糖不耐症の人は、牛乳を飲んでも乳糖を十分に分解することができず、小腸で吸収されないまま大腸まで流れてしまいます。そして、大腸の腸内細菌によって酸やガスが発生し、その刺激によって腸が過剰に収縮を起こし、下痢や腹痛を引き起こします。

イ　カゼイン不耐症

牛乳に含まれるタンパク質の約80パーセントを占めるのが「カゼイン」というタンパク質です。

このカゼインは、大きくα、β、κに分類されますが、このうちα-カゼインを多く含む牛乳は、日本人には消化することが困難です。消化できなかったα-カゼインはグルテン同様アレルゲン（アレルギーの原因となる抗原）となり、遅延型アレルギーの原因にもなります。

またα-カゼインは炎症性サイトカインを誘発し、腸に炎症を招いてリーキーガットを引き起こします。

さらに、消化できなかったカゼインからは「カゾモルフィン」というタンパク質が生成されます。カゾモルフィンが腸管から血中に流出すると、グリアドルフィンと同様に血液脳関門（BBB）を通過し、麻薬物質と似た作用をもたらし、精神症状や神経症状を誘発するといわれています。

この2点の他にも、乳牛のエサに含まれる残留農薬や抗生剤の問題など、牛乳の危険性は数多く指摘されています。自閉症や統合失調症の治療において、カゼインの除去によって症状が改善された事例も多く報告されています。

☆「トランス脂肪酸」はプラスチックを食べているのと同じ！

「③トランス脂肪酸」は、マーガリンや、某大手ハンバーガーチェーンのハンバーガーやフライドポテトにも使われている脂肪酸です。トランス脂肪酸で揚げたフライドポテトは発色もよく、好きな人は多いと思います。

しかし、体には間違いなく害悪をもたらします。なぜなら、トランス脂肪酸の分子構造はプラスチックとほぼ一緒だからです。プラスチックを食べているようなもの、と言っても言いすぎではありません。

私は「絶対食べてはいけない」と言わないことをスタンスとしていますが、唯一このトランス脂肪酸に関しては「絶対に食べてはいけない」と断言しておきます。トランス脂肪酸を使用したハンバーガーやフライドポテトは、何日放置しても腐らず、ゴキブリも近寄りません。ゴキブリですら「これを食べては危ない」と理解しているということです。

☆「精製糖質」は悪玉菌・カビの大好物

「④精製糖質」とは、こちらも皆さんの台所には必ずある、おなじみの白砂糖のことです。精製糖質は、急激な血糖の乱高下を引き起こし、強い疲労感や気分の落ち込みをもたらします。

そして、その強い中毒性はさながら覚せい剤のようです。「もっと甘いものを、もっと甘いものを……」と手が止まらなくなるのです。

腸内環境との関係でいうと、精製糖質はリーキーガットを引き起こす悪玉菌やカビの格好のエサとなります。とりわけ、カンジダ菌の大好物でもあります。お菓子だけでなく料理にも幅広く使用されているので完全に避けることは難しいのですが、腸内環境には悪影響をもたらすのでできるだけ避けることをおすすめします。

精製糖質の他にも、清涼飲料水などに含まれる果糖ブドウ糖液糖や、「糖質オフ」「カロリーオフ」をうたっている人工甘味料（スクラロース、アスパルテーム、アセスルファムKなど）も腸内環境を悪化させるので要注意です。人工甘味料は、この地球上に存在しない糖質です。

なお、精製糖質は腸内環境を悪化させるだけでなく、「糖化」という体の老化を早める恐ろしい現象を引き起こします。

ただし、砂糖の中にはきび糖、てんさい糖、ココナッツシュガーなど、摂っていい糖質もあります。私もなるべくオーガニックのきび糖やココナッツシュガーを料理などに使うようにしています。また、米などに含まれるでんぷんなどの複合糖質も、摂っていい糖質の一種です。いずれにしても、「避けたほうがよい糖質」は意識して避けることをおすすめします。

☆日本が誇るスーパーフード「味噌」

腸内環境を整える食物と聞いて「発酵食品」を連想する方は多いと思います。味噌、納豆、漬物、キムチなどの発酵食品には、乳酸菌をはじめとする善玉菌が豊富に含まれており、摂取することで腸内の善玉菌を優位にすることができます。

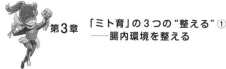

中でも「味噌」は、亜鉛、ナトリウム、カリウム、マグネシウム、カルシウム、鉄など、様々なミネラルの他、ビタミンＢ群、食物繊維などの栄養素を豊富に含んでいます。また、亜鉛の吸収に関わるトランスポーター（ＺＩＰ４）の発現を促す因子が含まれている、といわれています。まさに日本の伝統が生んだ、世界に誇るスーパーフードです。私も自分で味噌をつくるなど、意識的に摂取を心がけています。

ただし、腸内環境が乱れているのに発酵食品を摂りすぎると、お腹の中にガスが溜まって膨れてしまうことがあります。これは小腸内の細菌が発酵食品のはたらきによって異常増殖し、過剰なガスを発生させるのが原因です。この現象を「小腸内細菌異常増殖症（small intestinal bacterial ovesrgrowth：ＳＩＢＯ）といいます。発酵食品を取り入れる際には、小腸にＳＩＢＯの傾向が見られる人は、その原因を解消してから取り入れたほうがよいでしょう。

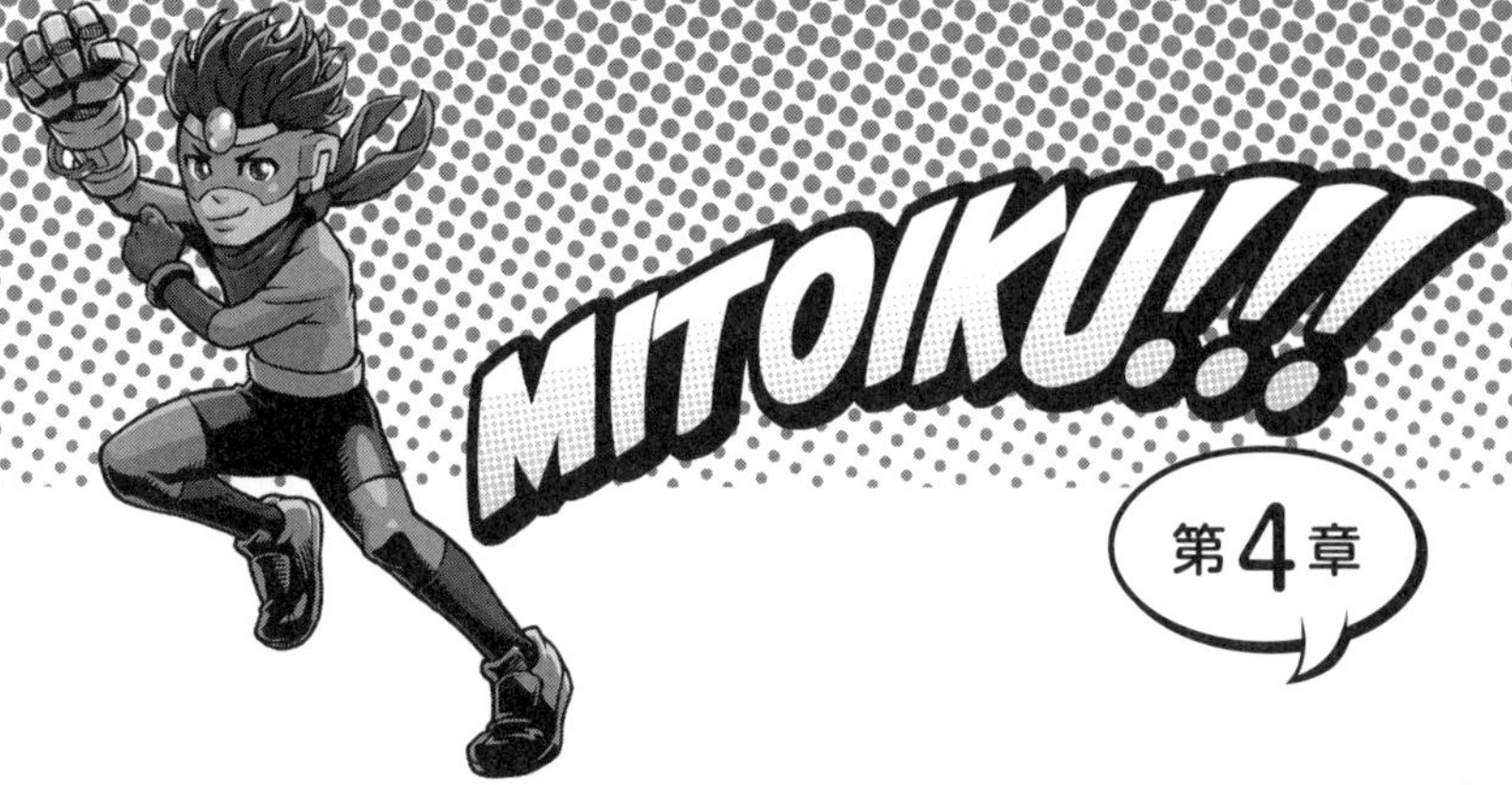

第4章

「ミト育」の3つの“整える”②

肝臓デトックス機能を整える

4-1 私たちを病気から守る〝最後の砦〟肝臓デトックス

☆生きているだけで蓄積していく毒素

「ミト育」の2番目に紹介するのは「肝臓デトックス機能を整える」です。

第3章では「腸内環境を整える」についてお話ししましたが、その腸内環境と連携しながら病気を防ぐ〝最後の砦〟の役割を果たしているのが、肝臓のデトックス機能です。

「デトックス」とは様々な場面で使われる言葉ですが、もとは「解毒」を意味する英語の「detoxification」を短縮した言葉で、つまり体内から毒素や老廃物を取り除くことを指します。その機能を司っているのが肝臓です。

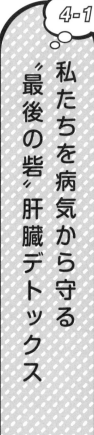

肝臓のデトックス機能が正常にはたらかなければ、ミトコンドリア内のクエン酸回路に重金属がはまり込み、回らなくなります。また、環境汚染物質などの毒素が体外に排泄されなければ、腸内環境にも悪影響を及ぼし、リーキーガットを引き起こす原因となります。

そもそも、なぜ私たちの体に「デトックス＝解毒」が必要なのでしょうか？

私たちの日常生活は、様々な環境汚染物質であふれており、常に体内に取り込むリスクを抱えています。その主な環境汚染物質は、ざっと挙げただけでも次のとおりです。

●有害重金属
●石油化学製品
●タバコ
●排気ガス
●プラスチック
●工場廃棄物

●接着剤・建材・塗料
●化粧品

他にも挙げたらきりがありませんが、これらはすべて人間の健康を脅かす汚染物質です。現代社会において、これらの汚染物質を完全に避けるのは困難です。空からは火力発電所で石炭を燃やすことで生じた水銀が降ってきます。蛇口から出てくる水道水にはアルミニウムや鉛が含まれています。道を歩けば排気ガスが鼻や口から体内に入ってきます。喫煙者であれば、タバコからはカドミウムが入ってきます。

タバコは別として、これらの環境汚染物質が体内に侵入するリスクと引き換えに、私たちの生活が便利になっていることは疑いのない事実です。したがって、その便利な生活を犠牲にしてまでクリーンな生活をめざす必要はありませんし、現代に生きる私たちは、環境汚染物質とむしろ「共存」しながら生活していかなければなりません。

環境汚染物質のリスクにさらされている現代の生活環境においても、私たちが生活できるのは、私たちの体にデトックス機能が備わっているからです。体内に侵入した環境汚染物質や毒素を体外へと排泄することで、体の恒常性を保つデトックス機能は、私たちが生きるうえで決して欠くことのできない機能なのです。

☆ミトコンドリアに影響を与える「重金属」

これらの環境汚染物質の中でも、ミトコンドリア内でATPをつくるクエン酸回路を回すうえで大敵となるのが「重金属」です。

体に有毒とされる重金属には、カドミウム、アルミニウム、水銀、鉛、ヒ素などの種類があります。これらの重金属は、工場跡地の土壌に含まれていることが多いのですが、これはかつて工場から排出され、地下に流れ出た重金属が地中に蓄積されたものです。他にも工場排水が水源に流れ込み、魚をはじめとする動植物の組織の中に蓄積され、知らないうちに私たちの体内へと侵入しています。

特にマグロ類（マグロ、カジキ）、サメ類、鯨類は、食物連鎖の過程でメチル水銀濃度が高いとされています。厚生労働省もホームページ上で、これらの魚類などの偏食を避けるよう呼びかけています。

図表4-1　クエン酸回路にはまり込む重金属

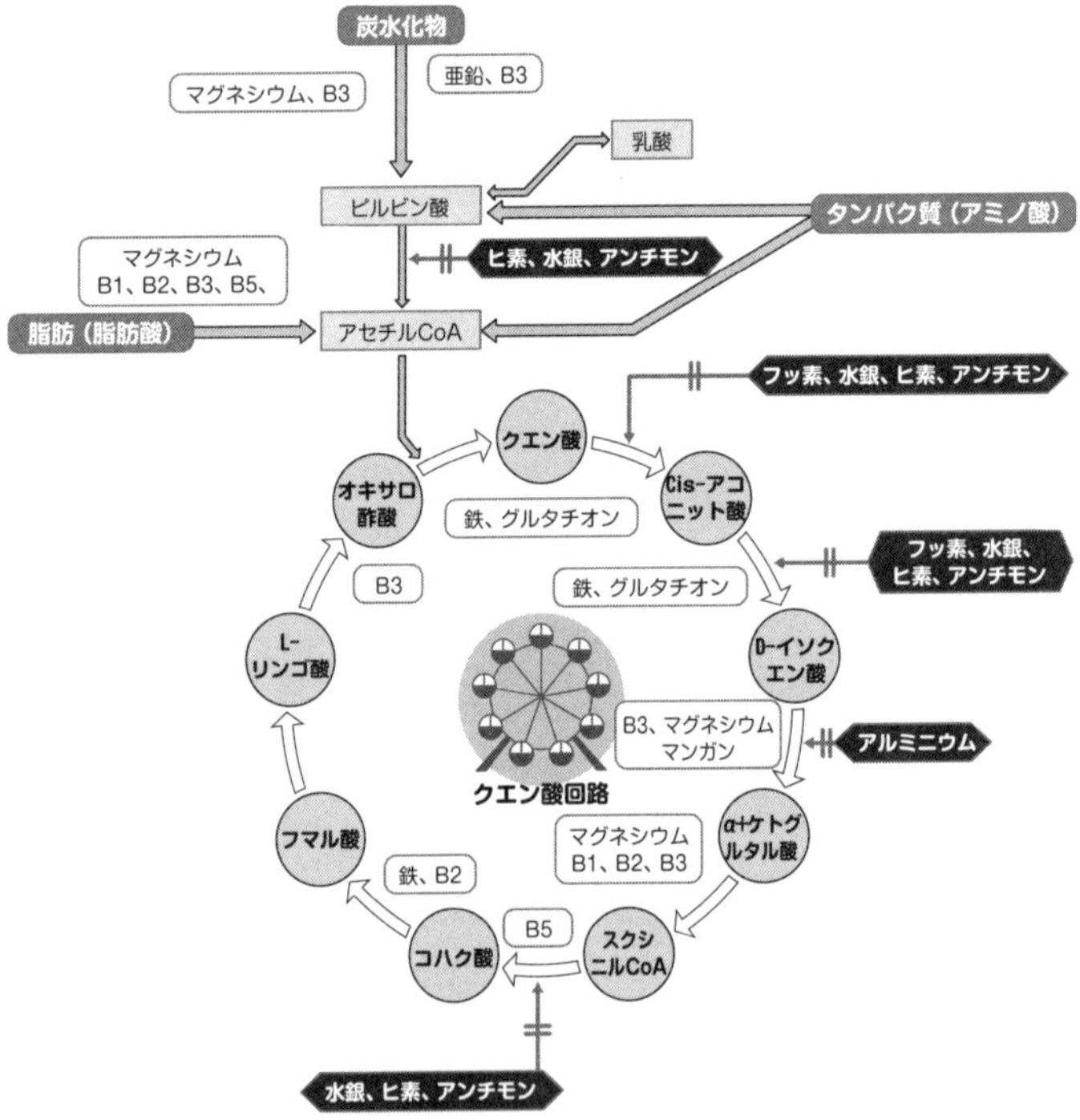

図表4－1は、第2章でも紹介したクエン酸回路の仕組みです。このクエン酸回路にフッ素、水銀、ヒ素、アンチモン、アルミニウムといった重金属がはまり込むと、回路がスムーズに回らなくなり、ATPが十分につくられなくなります。

クエン酸回路を回し、パフォーマンスを高めるためには、ビタミン・ミネラルの摂取と並んで重金属を体内に取り込まないことが重要なポイントとなります。そのためにも、肝臓デトックス機能が欠かせないのです。

☆デトックスの「3フェーズ」

その肝臓のデトックス機能は、大きく3つのフェーズに分かれています。

フェーズ1 変性

まず、体内に取り込まれた汚染物質は、脂肪細胞の中に溶け込んだ形で腸から肝臓へと運ばれてきます。この状態のままでは、まだ体外に排泄することができません。そこで、肝臓の中の異物代謝酵素である「シトクロムP450（CYP450）」によって、脂溶性の物質を水溶性（水に溶けやすい状態）の中間代謝産物へと変えます。このプロセスを「変性」といいます。

フェーズ2 抱合

フェーズ1の「変性」によってつくられた中間代謝産物は、「グルクロン酸」や「グルタチオン」といった物質のはたらきにより、さらに水溶性を増し、体外に排泄されやすくなります。グルクロン酸やグルタチオンが中間代謝物を包み込むという意味で、このプロセスを「抱合」といいます。

図表4-2　デトックスの3フェーズ

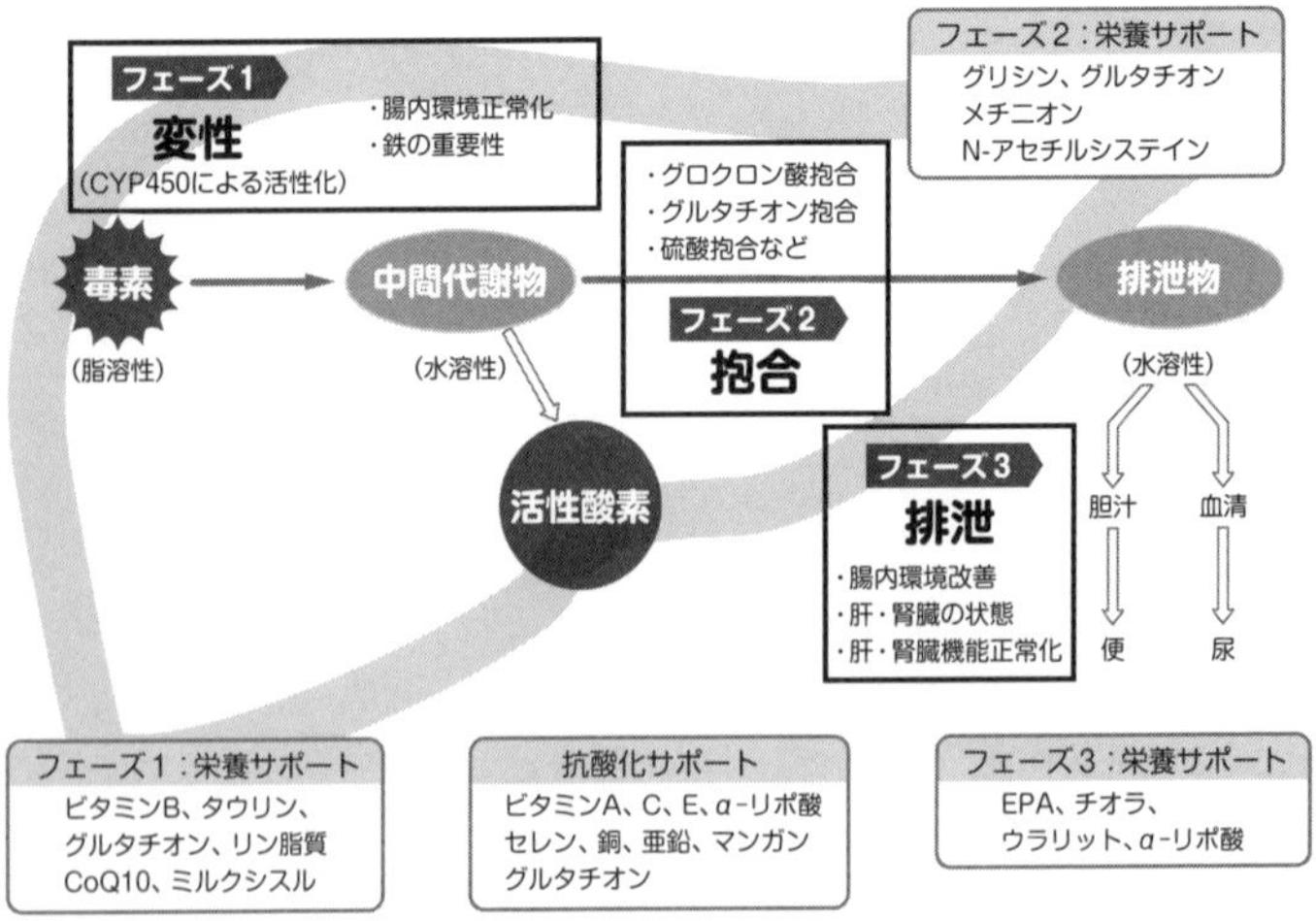

フェーズ3 排泄

フェーズ2で抱合され、脂肪細胞から出ることが可能になった汚染物質は、胆汁中または血液（血清）中に移動し、最終的に胆汁から便、血清から尿へと「排泄」されます。便として排泄されるのが全体の7割、尿として排泄されるのが2〜3割で、残りの数パーセントは髪の毛、汗、爪、呼気などから排泄されます。

☆デトックス機能の〝第一関門〟は「腸内環境」！

この肝臓デトックス機能に加えて、実は一番重要なデトックス機能が体内には存在します。それが、体内に取り込まれる〝第一関門〟である腸粘膜自体のデトックス機能です。

腸管を覆っている腸管上皮細胞には、私たちが口から摂取して腸管内腔から入ってきた生体異物を、もう一度腸管内腔へと汲み出すアンチポーター（薬物トランスポーター）があることがわかっています。

このアンチポーターのはたらきにより、腸内から侵入してきた毒物は再度、腸管内に排

図表4-3　デトックスの第一関門は腸粘膜細胞

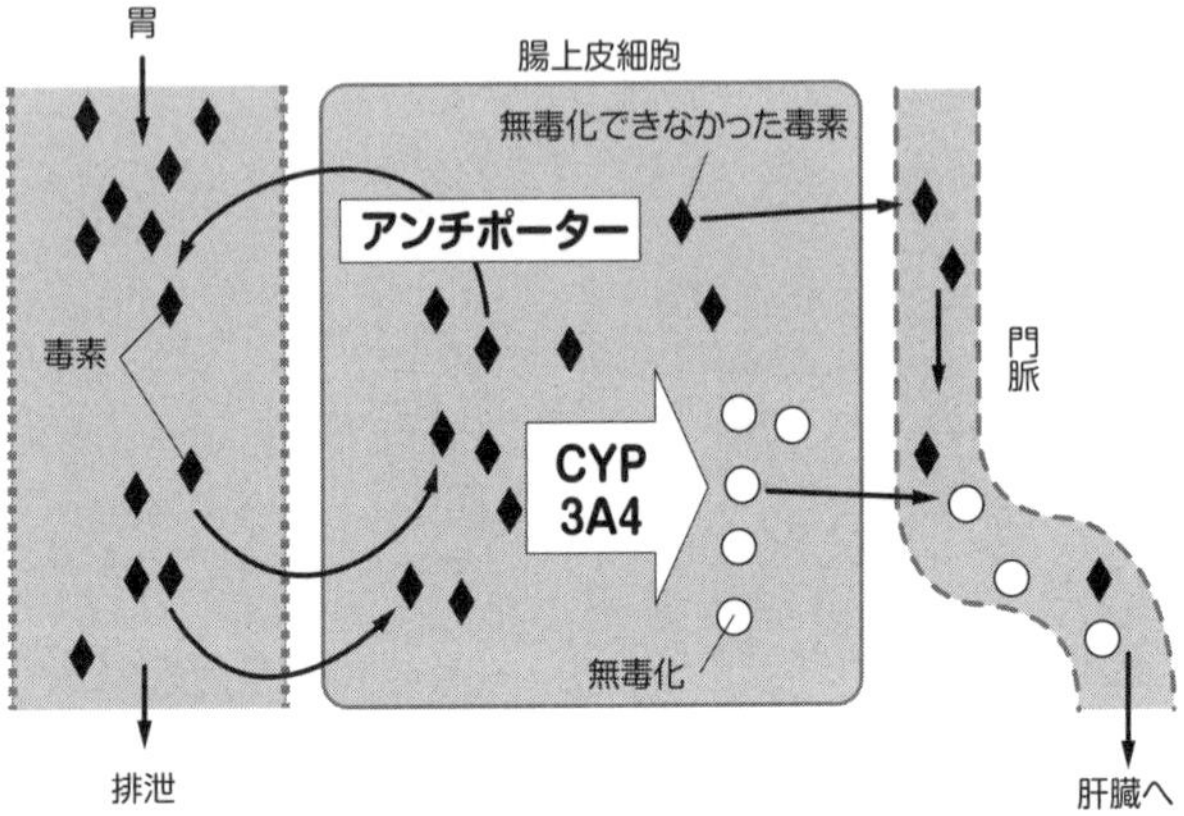

Liska DJ. The Detoxification Enzyme Systems.
Altern Med Reo. (1998) 3:3, 187-198

泄され、門脈から肝臓へと輸送されるわけです。これらのアンチポーターは、肝細胞にも、尿細管細胞にも、脳細胞にも存在することがわかっています。

加えて、細胞内には毒素を無毒化する「シトクロムＰ４５０（ＣＹＰ３Ａ４）」という酵素もあることがわかっています。

腸内環境のデトックス機能はこれだけではありません。さらに、腸内細菌自体が、生体異物の代謝に重要なはたらきをしていることもわかっています。

いわゆる善玉菌の中には、腸管内腔の物

質と反応して、解毒をするはたらきを持つ菌種があります。そのうち、ある種の菌株は食物中に含まれている毒素を抱合という形で無毒化し、便中に排泄させています。

逆に、腸内環境が悪化すると、悪玉菌が生体異物の毒性を高めてしまう場合もあります。つまり、腸管バリア機能や腸内環境の状態によって、私たちの体のバランスが変わってくるということです。

リーキーガットや腸内環境の悪化があり、〝第一関門〟である腸粘膜のバリア機能が崩れていたら、〝第二関門〟である肝臓、そして腎臓への負担が大きくなるわけです。

デトックスには、肝臓、腎臓だけでなく、〝第一関門〟の防波堤である腸内環境を整えることが非常に大切であると、覚えておかなくてはなりません。

☆デトックスのカギを握る「グルタチオン」と「メチレーション回路」

フェーズ2の「抱合」において重要な役割を果たすのが「グルタチオン」という解毒抗

酸化物質です。グルタチオンは、グルタミン酸、システイン、グリシンの3つのアミノ酸が連なった「トリペプチド」の一種です。肝臓の中でこのグルタチオンの濃度を一定程度保つことが、デトックス体質を維持するバロメーターとなります。

グルタチオンは、肝臓内の「メチレーション回路」という回路を通じてつくられます。

①メチオニン回路……メチル基をつくり出す回路
②葉酸回路……葉酸を活性化する回路

図表4-4　グルタチオンをつくる硫酸転移経路

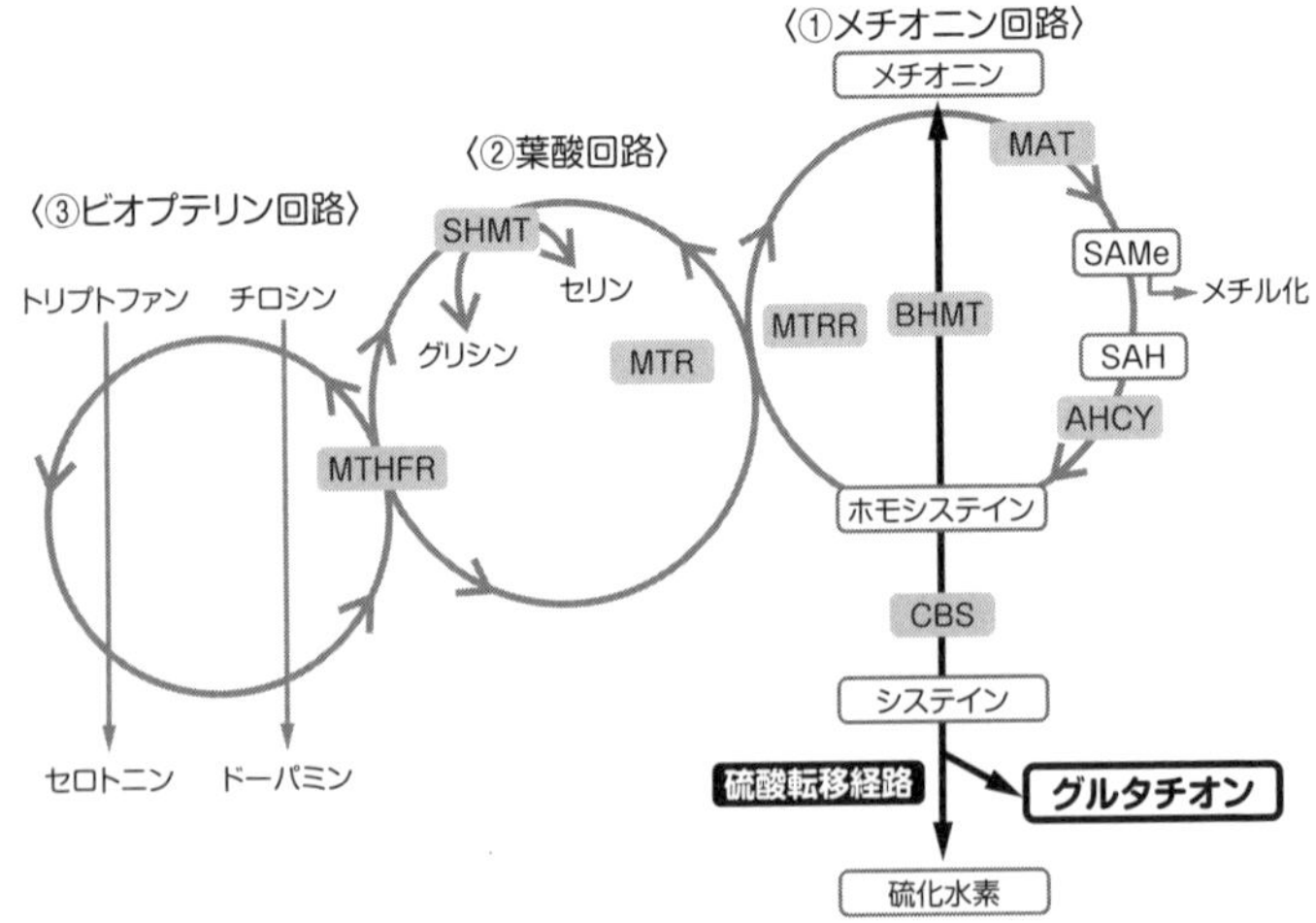

③神経伝達物質産生回路（ビオプテリン回路）……神経伝達物質の「セロトニン」や「ドーパミン」などをつくり出す回路

①のメチオニン回路のうち、ホモシステインからシステインに向かう「硫酸転移経路」があります。この硫酸転移経路は「解毒抗酸化物質産生回路」ともいわれ、文字どおりデトックスに大きな役割を果たす経路です。

この硫酸転移経路の過程でつくられるのがグルタチオンです。メチレーション回路をグルグルと回すことによって、グルタチオンをつくり出し、濃度を一定に保つことで、私たちはデトックス体質を維持しているのです。

4-2 デトックス機能を正常に保つには？

☆デトックス治療の最大のボトルネック「脂肪肝」

日常生活において様々な環境汚染物質を体内に取り込むリスクを負っている私たちにとって、体内のデトックス機能がいかに重要であるか、おわかりいただけましたでしょうか？　冒頭でお話ししたように、病気になる一番の原因は、体内のデトックス機能の低下による、「毒素の蓄積」です。

そこで、私のクリニックでも、デトックス機能が低下した患者さんに対してデトックス治療を行っています。ところがそのデトックス治療も、そもそもボトルネックとなっている現象が生じていると、治療の効果は少なくなります。そのボトルネックとは、大きく次の3つです。

①肝臓の炎症

②リーキーガットがある（腸内環境がよくない）

③グルタチオン濃度が保てない

まず「①肝臓の炎症」があっては、デトックス治療の効率が悪くなります。

肝臓の炎症の典型例は「脂肪肝」です。脂肪肝とは、中性脂肪が肝臓に蓄積する病気です。摂取された脂質は体内で脂肪酸とグリセリンに分解され、脂肪酸は肝臓内でトリグリセライド（中性脂肪）、コレステロール、リン脂質、リポタンパクといった物質をつくります。この脂肪酸を分解する過程で生成される「アセチル－ＣｏＡ」がクエン酸回路で代謝されることで、ＡＴＰがつくられます。

しかし、脂質や糖質の過剰な摂取や運動不足によって、摂取したエネルギーと消費されるエネルギーのバランスが崩れると、使いきれない中性脂肪やグルコースが肝臓に溜まりすぎてしまいます。これが脂肪肝です。

また、肝臓と聞いて「アルコール」を連想する人は多いと思いますが、アルコールの摂りすぎも脂肪肝の原因となります。アルコールの90パーセント以上は肝臓で代謝されますが、その代謝に伴い、肝臓での中性脂肪の合成が促進されてしまうためです。

脂肪肝になると、肝臓のデトックス機能がうまくはたらかず、体内に毒素が溜まってしまいます。にもかかわらず食品添加物やアルコール、毒素などを摂取し続けるうちに、肝臓のデトックス機能がキャパオーバーしてしまいます。そして、どんどん肝機能が悪くなり、デトックスも糖新生もうまくいかない……という悪循環に陥ってしまうのです。

☆腸の乱れは肝臓の乱れ

腸粘膜細胞は、第一の防波堤であることがデトックスの重要なポイントだとお話ししました。ところが、腸内環境が悪化し、リーキーガット症候群が起こると、環境汚染物質の侵入を腸が防ぎきれず、体内に入ってくる量が増加します。すると、その環境汚染物質をデトックスするために肝臓の負担が重くなり、だんだん疲れてきてデトックス機能が低下し、デトックスしきれなくなってしまうのです。

このように肝臓が疲れてしまうことで、胆汁酸の分泌も悪くなります。そうなると腸肝循環のサイクルがうまく回らなくなり、デトックス機能はますます低下します。

肝臓が解毒しきれなかった毒素はどこへ行くかというと、結局腸へと戻っていきます。この毒素がさらにリーキーガットを引き起こす原因となります。リーキーガットが生じれば、肝臓の機能もますます弱まります。

このように、肝臓が悪かったら腸が悪くなるし、腸が悪かったら肝臓が悪くなるのです。

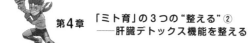

☆メチレーション回路を邪魔する要因とは？

3つ目が「③グルタチオン濃度が保てない」です。

体内では、メチレーション回路を円滑に回すことによって、デトックス体質を獲得するために、硫酸転移経路においてグルタチオンをつくり、濃度を一定に保つ必要がある、とお話ししました。この一連の回路を邪魔する要因が存在します。

メチオニン回路は、「ロング経路」と「ショートカット経路」の2つの経路に分かれています。ロング回路を回すカギとなるのが、「メチオニンシンターゼ（MTR）」と呼ばれる消化酵素です。

MTRは、活性型のビタミンB12や葉酸を入れてあげることで活性化し、ロング経路をスムーズに回すことができます。結果、グルタチオンもたくさんつくられます。

ただし、それらのビタミンB12や葉酸だけでは十分ではありません。MTRを不活性にしてしまう要因として、慢性炎症、カンジダ菌、重金属、活性酸素が挙げられます。

慢性炎症があると、炎症性サイトカインが放出され、、MTRのはたらきを阻害してしまいます。

第3章でお話ししたカンジダ菌、重金属、第5章でお話しする活性酸素も、メチレーションの回路の動きを阻害する要因です。結果、グルタチオンが十分につくられず、濃度が低下することでデトックス機能が落ちてしまうのです。それらの症状が見られる人は、その根本的な改善の治療を優先しなければなりません。

図表4-5　メチレーション回路の仕組み

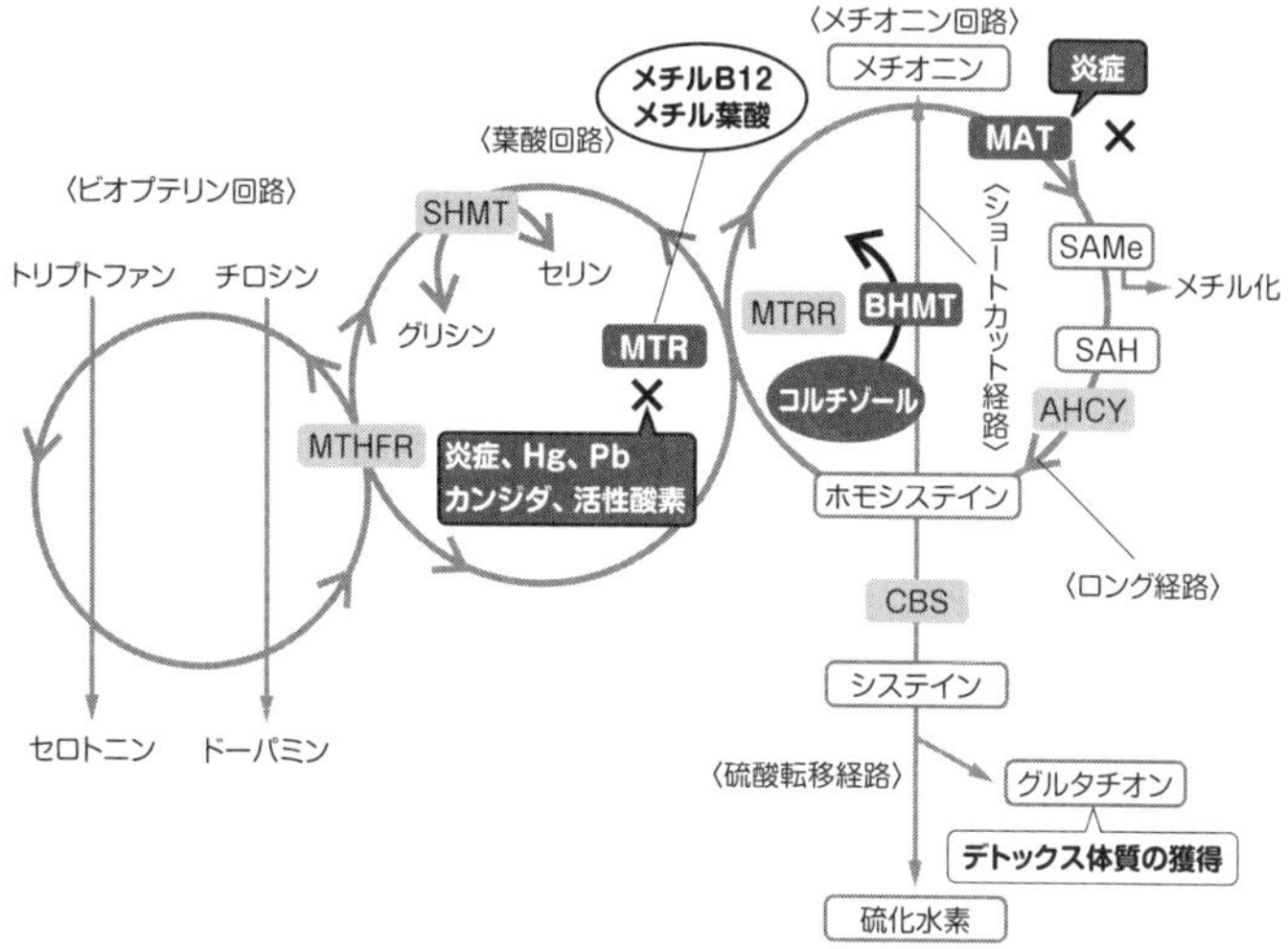

一方のショートカット経路では、ベタインホモシステインメチルトランスフェラーゼ（BHMT）という酵素のはたらきによって、ホモシステインからメチオニンをつくる反応が活性化します。

このBHMTが酵素活性を行うのに、コルチゾールが関わっています。つまり副腎疲労があると、このショートカット経路を回すことはできません。したがって、副腎疲労の根本的な改善が必要です。

これらのメチレーション回路を阻害

するボトルネックを解消するカギは、つまるところミトコンドリアにあります。ミトコンドリアを活性化させ、安定してATPをつくり出すことが、ボトルネックを解消し、デトックス体質を改善するうえでも重要となるのです。

4-3 肝臓のデトックス機能を正常に保つには？

☆デトックス機能を高める「睡眠」

私たちのパフォーマンスを高めるうえで、体を病気から守る〝最後の砦〟である肝臓のデトックス機能、さらにはエネルギー代謝の機能がいかに重要かをお話ししてきました。

では、この肝臓の機能を整えるにはどうすればよいでしょうか？

大きなカギを握るのは「睡眠」です。

東洋医学には、「子午流注《しごるちゅう》」という、体のはたらきと時刻の関係を表した、西洋医学でいうところの体内時計的な考え方があります。

午前1時から3時を丑刻《うし》といい、肝臓が解毒処理を行うピークの時間帯とされています。重金属やマイコトキシン（カビ毒）などのデトックスがうまくいっていない人は、夜中に肝臓が忙しくはたらきすぎて、睡眠に悪影響を与える可能性もあります。

就寝の2時間前には食事を終えるようにし、就寝前の食べすぎや飲みすぎは控えるようにしましょう。

また、睡眠の前提となるのは、体内時計（概日リズム）を正常に保つことです。そのためにも、早起きして朝日を浴びる、夜はスマートフォンのブルーライトを浴びないようにするなど、まずは基本的な生活習慣を改善してメラトニンの分泌を正常に保つようにしましょう。

それと、肝臓デトックスのはたらきのピークが午前1時から3時であることを考えると、やはり日付が変わらないうちに就寝するのがベターです。私のクリニックを訪れる副腎疲労の患者さんには、21時にはベッドに入ることをすすめています。

仕事が終わらずに、なかなか早い時間帯に就寝できない人もいると思います。それでも、その仕事を翌朝に回して、睡眠を優先してみませんか。朝日を浴びて体内時計のスイッチをいったんリセットしてから仕事にとりかかったほうが効率も断然上がります。

☆デトックスのフェーズごとに効果的なサプリメント

体内のデトックス機能は、大きく3つのフェーズに分かれる、とお話ししました。

基本的に毒素は脂溶性で、このままでは体外に排泄できないので、水溶性にする必要があります。それがフェーズ1（変性）です。その後硫酸抱合やグルタチオン抱合などのフェーズ2（抱合）へとつながっていき、その後、腸、尿など体外へと排泄されるのがフェーズ3（排泄）となるわけです。

このデトックスのそれぞれのフェーズでの栄養サポートはもちろんのこと、途中で大量の活性酸素を生成するため、十分な抗酸化対策が必要となります。

フェーズ1 ミルクシスル、ウルソデオキシコール酸など

〈抗酸化対策〉ビタミンA、C、E、α－リポ酸、亜鉛、銅、鉄、マンガン、セレン、フイトケミカル

ミルクシスルに含まれるフラボノイドは、肝臓を損傷から保護するだけでなく、解毒の強化に大きな効果を発揮します。

フェーズ2 グルタチオン

グルタチオンは胃酸に弱いので、前駆体であるシステインやグリシンとともに体内で合成するか、リポソーマル型グルタチオンで摂取するほうがよいでしょう。

フェーズ3 八重山クロレラ、ベントナイト・クレイ、ケイ素

これらの毒素を吸着するサプリメントは、大事なミネラルも吸着し体外へ排泄するので、ミネラルサプリとの併用は避けたほうがいいでしょう。

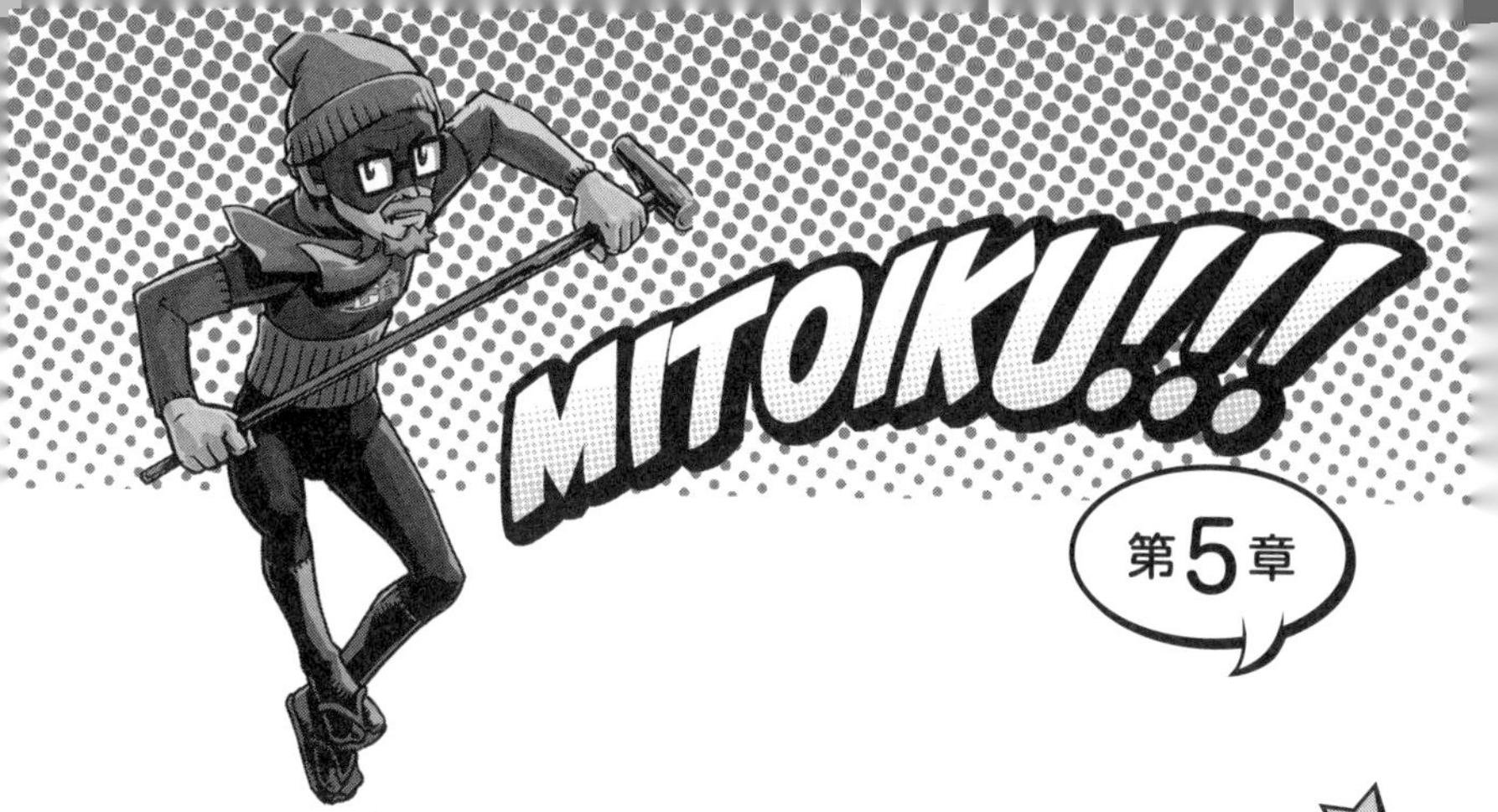

第5章

「ミト育」の3つの“整える”③
抗酸化機能を整える

5-1

私たちの健康を脅かす？　活性酸素

☆活性酸素の酸化力は「もろ刃の剣」

ミトコンドリアのはたらきを元気にしてパフォーマンスを高める「ミト育」について、ここまで「腸内環境を整える」「肝臓デトックス機能を整える」と、お話ししてきました。「ミト育」の最後に紹介するのは「抗酸化機能を整える」。体の抗酸化機能を高め、活性酸素の発生を抑えるアプローチです。

ミトコンドリア内のクエン酸回路でＡＴＰをつくる際、体内に取り込まれた酸素の約95

パーセントを消費するといわれています。残った酸素のうち約2～3パーセントは、活性酸素へと変化します。

この「活性酸素」とは、そもそもなんでしょうか？　わかりやすくいうと、体内の物質を酸化させる力、つまり「酸化力」が非常に強い酸素です。その活性酸素には、主に次の種類があります。

- スーパーオキサイド
- 過酸化水素
- 一酸化窒素
- ヒドロキシラジカル
- 一重項酸素
- 過酸化脂質
- その他（オゾン、二酸化窒素、ペルオキシナイトライト、次亜塩素酸など）

これらの活性酸素、「活性」という言葉の響きからも、なんだか体にいいはたらきをしてくれそうです。事実、活性酸素はその強力な酸化力によって、私たちの体に悪影響を及ぼす病原菌やウイルスなどを退治する重要な役割（殺菌、免疫、感染防御）を担っています。しかし、この活性酸素が増えすぎると、正常な細胞や遺伝子をも酸化させてしまうデメリットがあります。

また、活性酸素の中には、自分で自分を攻撃し始めてしまう性質を持つものもあります。たとえばヒドロキシルラジカルは、細胞核を破壊し、ＤＮＡを損傷させ、細胞分裂を続けることでがんを発症する因子になります。また、脳神経細胞を損傷させ、脳機能低下や記憶障害、認知症を発症させる原因にもなります。

このように活性酸素は、生体を傷つけ組織を破壊し、その機能を失わせるほどの酸化力と毒性を持っています。その一方で、私たちの体はその毒性を逆手に取り、細菌やウイルスなどを殺す武器としても積極的に利用しています。いわば活性酸素は私たちの健康を維持するうえで「もろ刃の剣」でもあるのです。

☆ミトコンドリアから活性酸素が発生する仕組み

ここまでのおさらいになりますが、私たちが食べた物は、胃や腸で消化され、分解されます。炭水化物は、最終的にブドウ糖（グルコース）に分解され、脂質は脂肪酸に、タンパク質はアミノ酸に分解されます。

これらのグルコース、脂肪酸、アミノ酸は、小腸で吸収され、血液中に取り込まれます。そしてATPの「燃料」として、血液から細胞へと届けられ、そこで酸素を使って燃やされ（分解され）、二酸化炭素（CO_2）と水（H_2O）になります。

この時、ミトコンドリアの外では解糖系、中ではクエン酸回路および電子伝達系で、それぞれ酸素と水素を反応させてATPをつくっています。解糖系では、1分子のグルコースから2分子のATP、そしてクエン酸回路と電子伝達系では合わせて36分子をつくり出すことも、第1章でお話ししました。

人間をはじめとする生物は、このように酸素を使うことで多くのエネルギーをつくり出す仕組みを獲得し、飛躍的に進化してきました。しかし、その反面で負の影響も背負うことになりました。それが、活性酸素の発生です。

ミトコンドリアは、ATPをつくり出すエネルギー工場であるとともに、この活性酸素の発生源でもあるのです。まさに工場から排出される温室効果ガスのようなイメージです。特に、クエン酸回路の歯車がスムーズに回らないと、活性酸素は大量に発生します。

前述した活性酸素の中でも、スーパーオキサイドや過酸化水素、一酸化窒素などは善玉の活性酸素ともいわれます。

それは我々が、SDO（スーパーオキサイドディスムターゼ）やグルタチオンペルオキシダーゼ、カタラーゼなどの活性酸素を無毒化する抗酸化酵素を持っているからです。それらは抗がん作用や解毒作用をもたらします。しかし善玉も体内で大量に生成されると無毒化できなくなり、過酸化水素などは銅イオンや鉄イオンと結合し、悪玉のヒドロキシラジカルに変化します。

それに対し、悪玉といわれるヒドロキシラジカルや一重項酸素は、炎症性サイトカインを発生させ、細胞のアポトーシス、細胞の老化、がん化を促進させます。

☆様々な原因で発生する活性酸素

ミトコンドリアからATPをつくる過程の他にも、活性酸素を発生させるメカニズムとして、次のことが挙げられます。

①白血球が外敵から体を守る時
②虚血または再還流
③ウイルスの感染後
④医薬品の副作用

①白血球が外敵から体を守る時

白血球やマクロファージが、細菌などの外敵と戦う際、武器として多くの活性酸素が使われます。

②虚血または再還流

事故の場合や動脈硬化などで脳や心臓、その他の組織の血流が止まり、各細胞に酸素と栄養が届かなくなることを「虚血」といいます。脳に届かなくなれば脳梗塞ですし、心臓であれば心筋梗塞です。手術などで血管を一時止めて、手術後に血流を再開する時にも組織に傷害が起こります。これを「虚血・再還流障害」といいます。この虚血・再還流によって、活性酸素が大量に発生します。

③ウイルスの感染後

従来、ウイルスに感染して病気になるのは、ウイルスが出す毒素によるものと考えられていました。しかし、実は、死んだウイルスの遺伝子（ＤＮＡやＲＮＡ）が分解する過程でスーパーオキサイドを多量につくり、その結果、組織が破壊されることがわかってきました。

④医薬品の副作用

薬は体にとって異物です。薬は治療効果があるから使うわけですが、多くの場合、副作用もあります。その副作用を引き起こす原因のひとつが活性酸素です。

たとえば、抗がん剤による活性酸素ががん細胞を殺すと同時に、正常な細胞まで傷つけ、髪の毛が抜けるとか吐き気がするといった副作用を引き起こします。このように、医薬品の副作用には、活性酸素によって起こる場合が多く見られます。

5-2 抗酸化の仕組みと酸化ストレス

☆活性酸素を消す「抗酸化防御機構」の仕組み

このように、活性酸素は様々な要因がトリガーとなって発生し、その強力な酸化力は私たちの体に深刻なダメージを与えます。ミトコンドリアからATPをつくる過程で、この活性酸素の発生は完全に避けることはできません。

しかし、私たちの体内には活性酸素から身を守り、体内の恒常性（ホメオスタシス）を維持する「自衛機能」が備わっています。それが「抗酸化防御機構」です。この抗酸化防御機構の仕組みについて見ていきましょう。

スーパーオキサイドディスムターゼ（SOD）やグルタチオンペルオキシダーゼ、カタラーゼなどの「抗酸化酵素」は、スーパーオキサイドなどの活性酸素を過酸化水素に分解し、さらには水へと無毒化していきます。

若い頃は、このSODなどの抗酸化酵素がたくさんつくられますが、年齢を重ねてくるとそうはいきません。そのため、活性酸素を除去する物質を取り込む必要があります。これらの物質は「スカベンジャー」と呼ばれます。

体内で発生する活性酸素の種類に応じて、それぞれのスカベンジャーが活性酸素を除去する役割を果たします（図表5－1）。

①ミトコンドリアから大量に出るスーパーオキサイドには……SOD、ビタミンC

②SODがスーパーオキサイドを分解して生じる過酸化水素には……グルタチオンペルオキシダーゼ（GPx）、カタラーゼ

③紫外線や過酸化水素の化学反応で生じる一重項酸素には……βカロテン、ビタミンA、ビタミンB2、ビタミンE

④過酸化水素が鉄や銅イオンと反応して発生するヒドロキシラジカルには……グルタチオンペルオキシダーゼ、ビタミンE、βカロテン、フラボノイド

ちなみにスカベンジャー（Scavenger）とは英語で「動物の死骸を食べる動物たち」を意味し、森や海の生態系を守る大事な役割を果たしています。それと同じくらい、体内のホメオスタシスを保ち、私たちを病気から守る大事な役割を果たすのが、これらのスカベンジャーなのです。

図表5-1　活性酸素から細胞を守る「スカベンジャー」

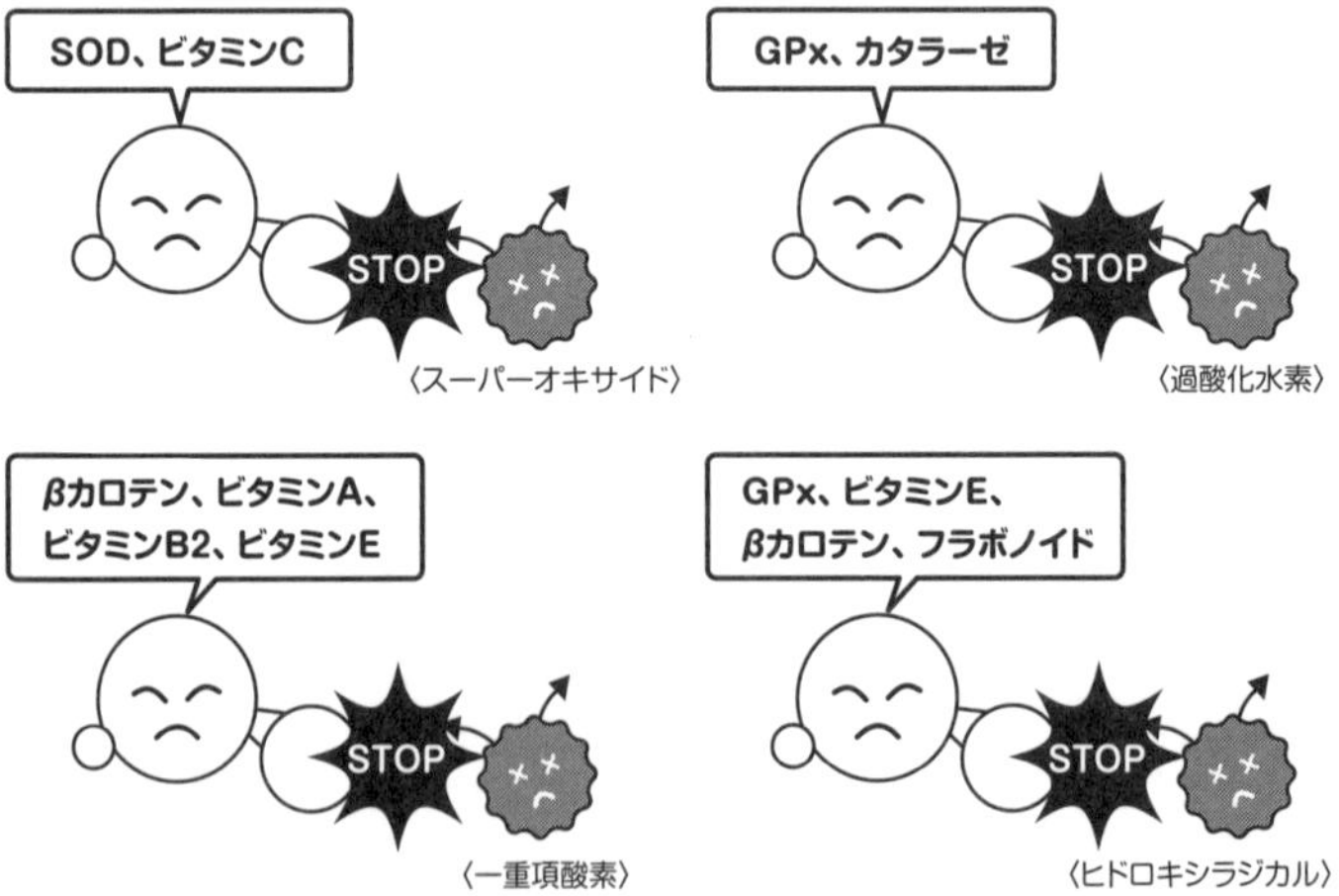

☆老化を促進する「酸化ストレス」と「フリーラジカル反応」

ここまで見てきたように、私たちの体内では、活性酸素の発生と同時に抗酸化防御機構がはたらき、双方のバランスが保たれた状態になっています。ところが、体内での活性酸素が過剰に発生すると、抗酸化防御機構とのバランスが崩れてしまいます。この状態を「酸化ストレス」といいます。

酸化ストレスを高める最大の要因は、「ストレス」です。ストレスと一言で言っても精神的なものだけでなく、外的・物理的なストレスも含みます。次に挙げるものはすべて外的なストレスとなって酸化ストレスを高めます。

- 紫外線
- 放射線
- 大気汚染

図表５－２　活性酸素を発生させ、酸化ストレスを高める原因

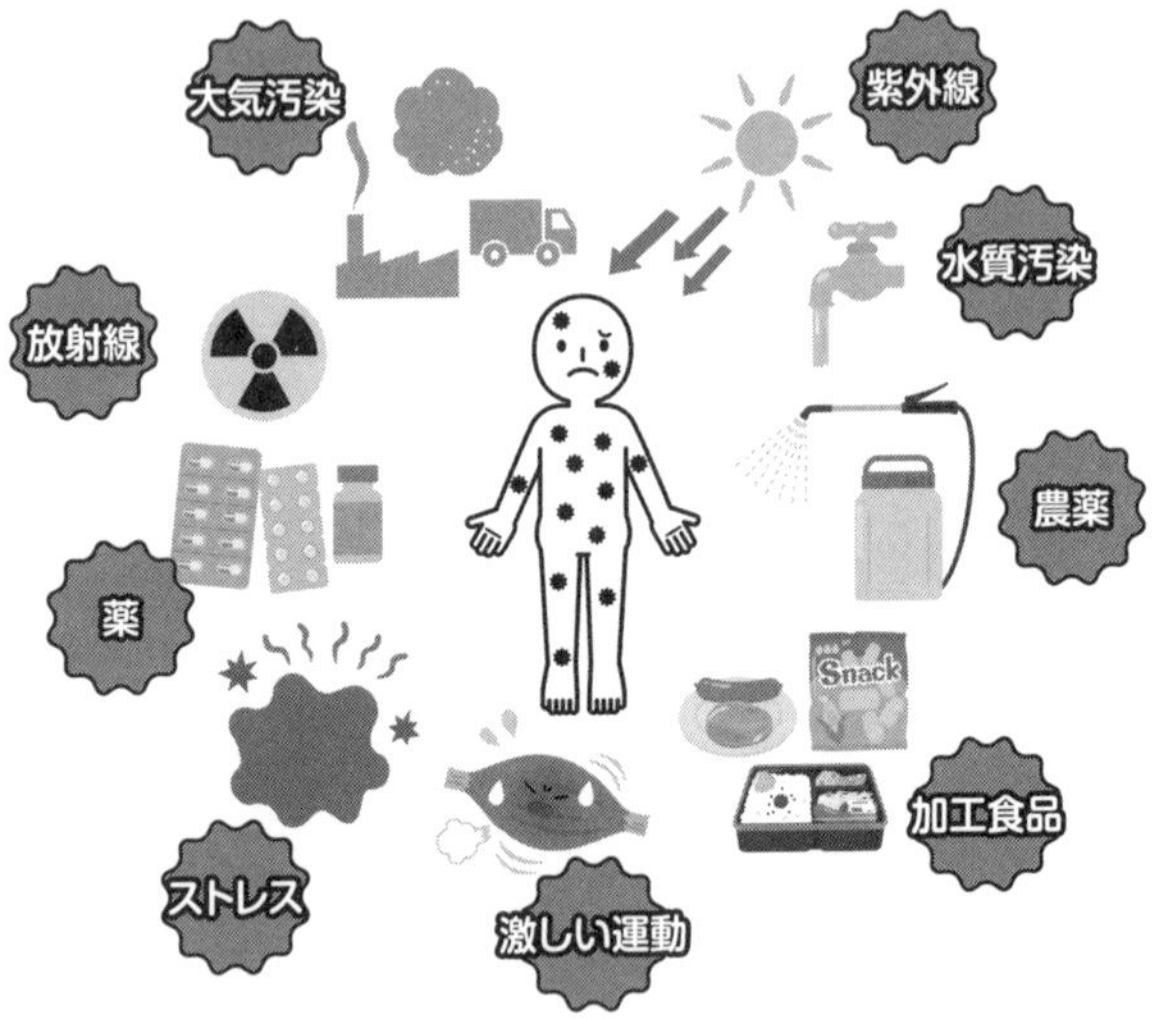
大気汚染
紫外線
水質汚染
放射線
農薬
薬
Snack
加工食品
ストレス
激しい運動

●タバコ
●薬剤
●重金属

たとえば、紫外線を浴びると「一重項酸素」という活性酸素がつくられます。一重項酸素は、体内の脂質にはたらきかけ、脂質をサビさせて「過酸化脂質」をつくります。この過酸化脂質が肌のくすみやシミをつくったり、コラーゲンを変性させて肌のハリをなくしたりするなど、老化現象を引き起こします。

この酸化ストレスが高まることで引

き起こされる現象に「フリーラジカル反応」があります。

スーパーオキサイド、過酸化水素、一重項酸素などの活性酸素は、細胞から電子を奪うことで、その細胞を酸化させます。酸化した細胞は、失われた電子を補おうとして、他の細胞にも酸化をはたらきかけます。こうして、酸化した細胞が次々に、他の細胞を酸化させ、酸化がドミノ状に広がっていくのです。これを「フリーラジカル反応」といい、連鎖的に酸化ストレスを高め、病気や老化を引き起こすおそろしい現象です。

☆「酸化」とあわせて知っておきたい！「糖化」のおそろしさ

活性酸素の増加による酸化ストレスとセットで知っておきたい、病気や老化の原因となる現象についてお話しします。それは「糖化」です。

「酸化」は聞いたことがあるけど「糖化」はあまり聞いたことがない、という人は少なくないと思います。糖化とは、体の中でタンパク質と余分な糖が結びついてタンパク質が変性・劣化して「AGEs（最終糖化生産物）」という老化物質をつくり出す反応をいいます。

図表5-3　糖化反応の仕組み

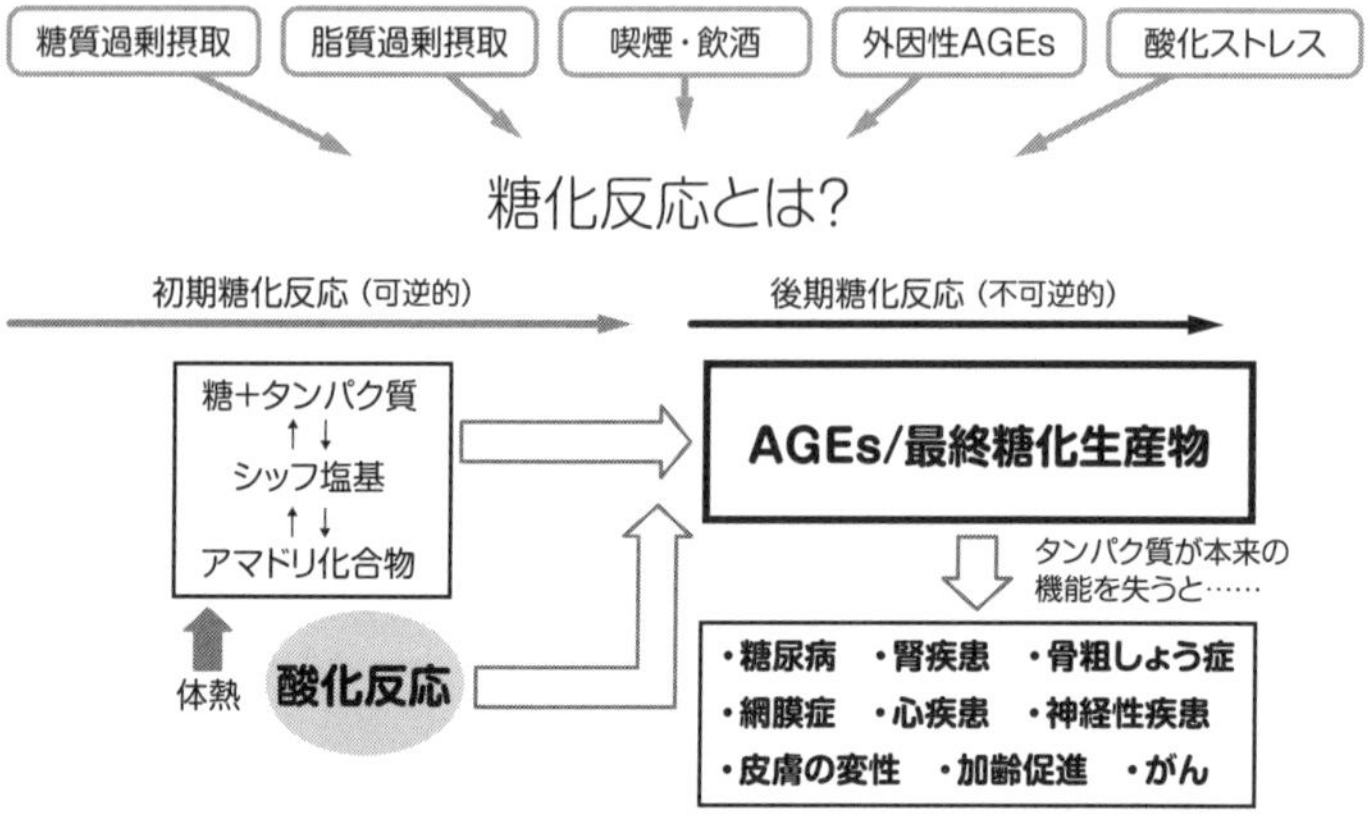

わかりやすいイメージとして、キャラメルを思い浮かべてみてください。タンパク質を多く含む牛乳に砂糖を混ぜて熱を加えると、こんがりと茶色く焼け、美味しそうな香りのするキャラメルができあがります。キャラメルは、もとの牛乳と砂糖に戻ることはできません。

このキャラメルと同じ現象が体内で起こるのが、糖化反応です（一般的には「メイラード反応」ともいわれます）。人間の体という〝袋〟の中で糖とタンパクが結びつき、37度前後の体熱で温められながら可逆的反応を繰り返し、最終的にはここでも「活性酸素」が反応し、ＡＧＥｓができあがります。このＡＧＥｓという老化物質は不可逆的、つまりもとのタンパク質と糖には

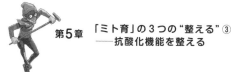

戻らない性質を持っています。

そのAGEsが体内に蓄積すると肌や髪、骨など全身の老化を進行させ、さらに体調不良や様々な病気（糖尿病、高血圧、がんなど）の温床にもなります。

たとえば、このAGEsが真皮のコラーゲンに蓄積すれば、肌の弾力が失われてたるみやくすみ、シワへと展開してしまいます。血管に溜まれば動脈硬化、骨なら骨粗しょう症とあらゆる細胞や臓器に影響を及ぼします。

諸説ありますが、AGEsは一度蓄積してしまうと、消し去ることはできないといわれています。つまり、AGEsができればできるほど、病気に一歩、また一歩と近づいてしまうのです。

☆「酸化」「抗酸化」「糖化」の関係を〝車〟にたとえると……

「酸化」「抗酸化」「糖化」の関係は〝車〟にたとえることができます。「酸化」は、車が病気に向かって〝アクセル〟を踏んでいる状態。そして「糖化」を進ませないことがブレーキとなります。このＡＧＥｓがどんどん産生されている状態、つまり糖化が進んでいる状態は、病気の発症までのカウントダウンであり、残りの健康寿命のカギを握っていると言っても過言ではないのです。

ここまでもお話ししてきたように、私はなんでもかんでも「糖質制限」すべき、という考えは持っていません。「予防医学」と「治療医学」は重なるところは多いのですが、別ものと考えているからです。しかし、病気は突然やってくるわけではありません。私たちが気づかないうちに忍び寄ってきます。病気になってからでは間に合わないのです。

そのことを考えると、体の中に知らず知らずのうちに病気の原因物質であるＡＧＥｓが蓄積されていくことは避けたい。いや、避けなくてはならないのです。

5-3 抗酸化機能を正常に保つには？

☆抗酸化酵素を増やすには

ここまで見てきたように、ミトコンドリアを活性化させ、ATPをつくるためにも、活性酸素の酸化ストレスから身を守る「抗酸化防御機構」を整えることが必要になります。

酵素はタンパク質からつくられるので、体内抗酸化酵素を増やすには、良質なタンパク質を摂取すること。そして、生成成分である亜鉛、銅、鉄、マグネシウム、セレンなどのミネラルを摂ることです。

特にフィトケミカルは1万種類以上あると言われていて、この中でもカロテノイド群とポリフェノール・フラボノイド群に含まれる色素成分は、高い抗酸化作用を持っています。

あわせて、次のビタミンの摂取を心がけましょう。ビタミンAは、レバー、うなぎ、海苔などに多く含まれます。ビタミンCは、アセロラ、パプリカ、レモン、キウイなどに、ビタミンEは卵、アーモンド、オリーブオイルに多く含まれています。

ここに挙げた食物を、私も普段から積極的に摂取しています。特に野菜類はスープ、スムージーなどにして摂っています。細胞膜が壊れるので吸収がよくなるため、野菜はスープにして摂取するのをおすすめします。

なお、何度も繰り返しになりますが、それらのビタミン・ミネラルが消化・吸収されるには腸内環境の改善が欠かせません。

図表5-4　体内抗酸化酵素（SOD、グルタチオンペルオキシダーゼ）

1 良質なタンパク質の摂取

2 生成成分であるミネラルの摂取

①**亜鉛**：Cu/Zn-SODの構成成分
（牡蠣、牛肉、豚肉、うなぎ、ラム肉、いわしの丸干し）

②**銅**：Cu/ZnSODの構成成分
（レバー、ホタルイカ、イイダコ、干しエビ、ココア）

③**鉄**：Fe-SODの構成成分
（レバー、赤身肉、ほうれん草、ひじき）

④**マンガン**：Mn-SODの構成成分
（栗、ヘーゼルナッツ、玄米ご飯、そば、松の実、アーモンド）

⑤**セレン**：グルタチオンペルオキシダーゼの構成成分
（あん肝、たらこ、鰹、全粒粉、牛レバー）

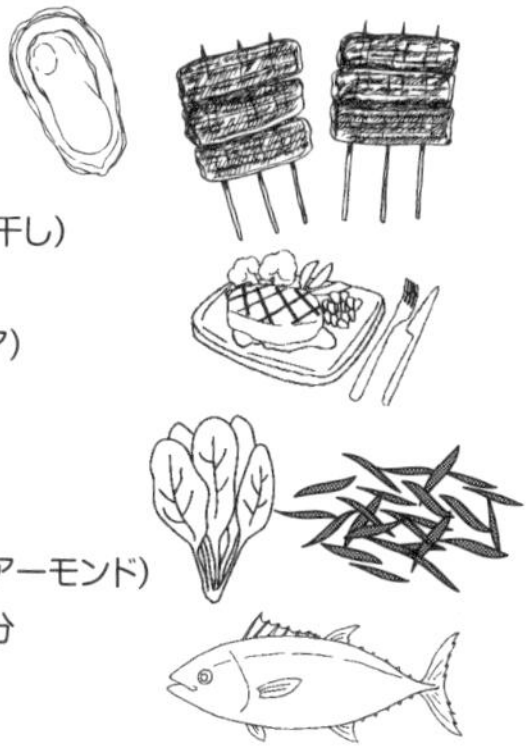

図表5-5　ビタミン類、フィトケミカル

1 ビタミンA

2 ビタミンC

3 ビタミンE

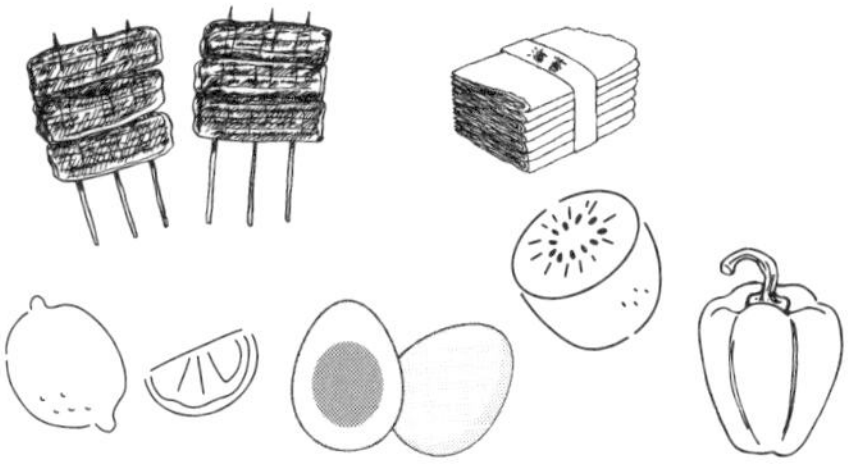

4 フィトケミカル
（αカロテン、・βカロテン、リコピン、ケルセチン、
クルクミン、アントシアニン）、アスタキサンチン　など）

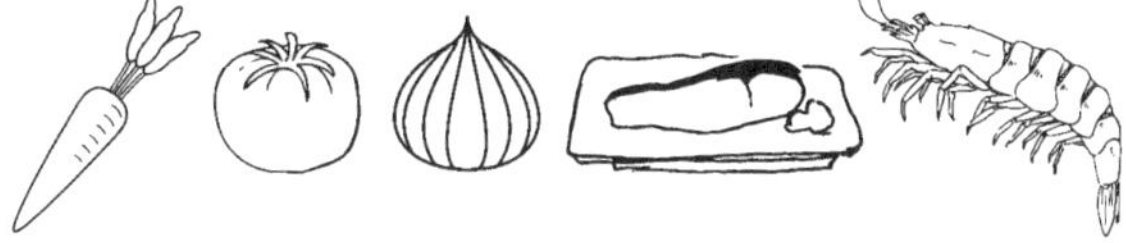

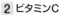

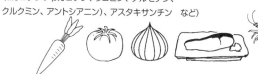

☆デトックスにも抗酸化対策にも重要な「グルタチオン」

体内でつくることのできる抗酸化物質の中でも重要なのが、抗酸化防御機構の仕組みの説明でも登場したグルタチオンです。

グルタチオンは、第4章の「肝臓デトックス」でも登場したのを覚えていますか？ 肝臓内のデトックスの3つのフェーズには、グルタチオンが関わっています。グルタチオンは体内ではたらく最も重要な解毒物質であり、同時に最も重要な抗酸化物質でもあるのです。しかし、グルタチオンは胃酸にとても弱く、対外から摂取しても吸収されにくい性質があります。そこで、体内でつくることが重要になります。

グルタチオンは、グリシン、グルタミン酸、システインの3つのアミノ酸が結合した「トリペプチド」の形をしています。したがって、まずはタンパク質（アミノ酸）が吸収されることが、グルタチオンを体内でつくり出す前提条件となります。

図表5-6　グルタチオンの構成

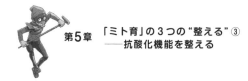

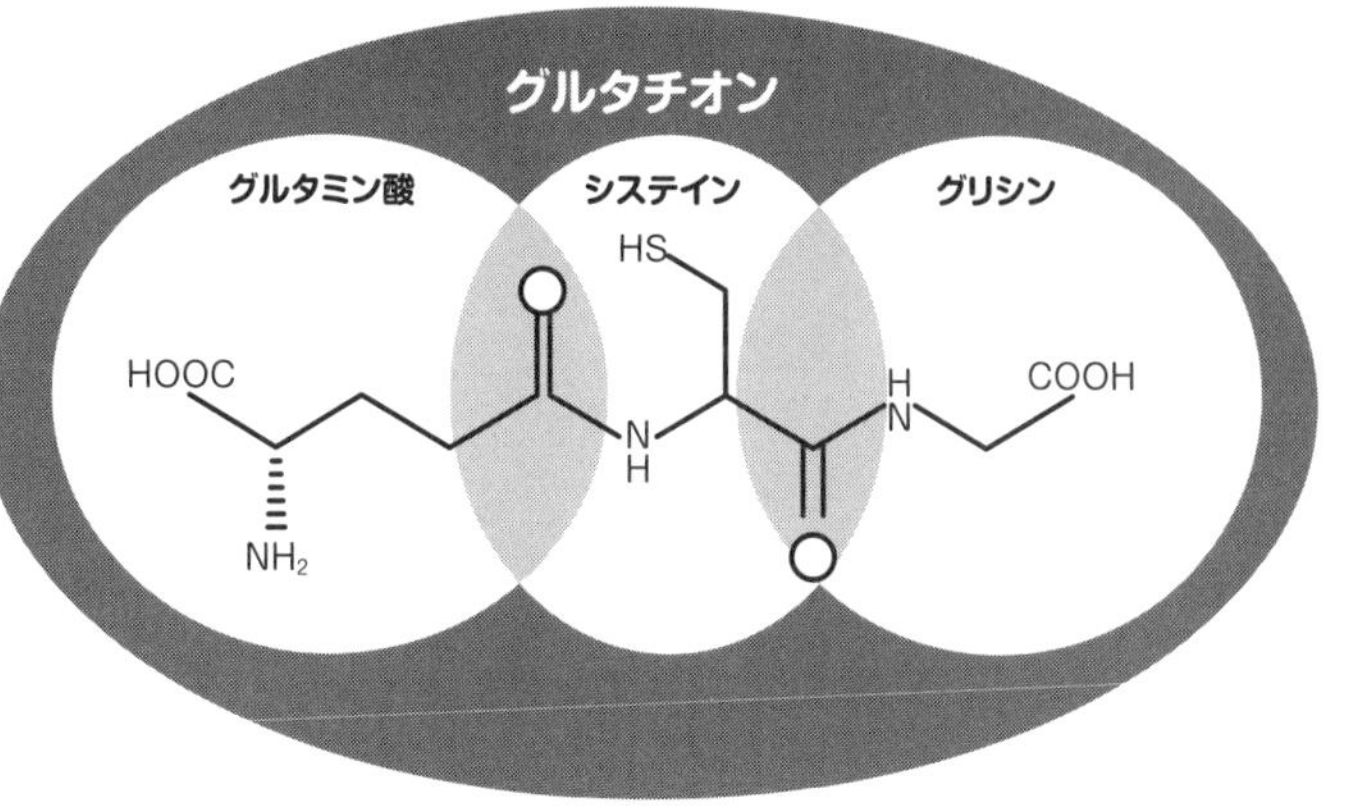

ということは、腸内環境が悪化していてアミノ酸の吸収ができなければ、そもそもグルタチオンをつくることができません。まずは腸内環境を整え、体内でグルタチオンを合成できるようにするのが、抗酸化機能を整える第一歩です（「すべての病気は腸から始まる」という言葉をここでも思い出しましょう）。

一方で、グルタチオンを体外から摂取する方法がまったくないわけではありません。細胞膜や生体膜の構成成分であるリン脂質を原料とする「リポソーム」というカプセルで包まれた「リポソーマル型」のグルタチオンであれば、吸収効率よく摂取することができます。リポソーマル型グルタチオンのサプリメントも数多く市販されています。

☆「アスタキサンチン」の強力な抗酸化力

野菜をはじめとする植物は、常に日照りなどのストレスにさらされながら生きています。そのため、ビタミンC、ポリフェノール、アスタキサンチンなどたくさんの抗酸化物質を体の中に蓄えています。唐辛子などに含まれるカプサイシンも抗酸化物質の一種で、辛い成分が外敵から身を守っているわけです。

中でも、私が特におすすめしたい抗酸化物質は「アスタキサンチン」です。アスタキサンチンは、βカロテンと同じカロテノイドの一種です。

私たちの体の中で最も外からの攻撃を受けやすいのは、一つひとつの細胞を覆っている細胞膜です。細胞膜は、そのほとんどが脂質で構成されていますが、脂質には簡単に酸化されやすい性質があります。

その細胞膜は、親水性の外膜と疎水性の内膜による「リン脂質二重層」といわれる二重構造をしています。膜の外側にしか存在できない親水性のビタミンC、膜の内側にしか存在できない疎水性のβカロテンやビタミンEと違い、アスタキサンチンはリン脂質二重構造を縦に貫通する形で存在しています。したがって、細胞膜全体に位置することで活性酸素をしっかりと捉えることが可能なのです。活性酸素の一種である「一重項酸素」に対する抗酸化力は、なんとビタミンCの６０００倍、コエンザイムＱ10の８００倍にも上ります。また、脂質の酸化に対する抗酸化力はビタミンEの１０００倍といわれています。

このようなアスタキサンチンのすぐれた抗酸化力は、紫外線、喫煙などの酸化ストレスや、精神的ストレス、激しい運動ストレス、そして悪い生活習慣など、活性酸素が非常に多く発生する環境下に生きる私たちの生活にとって欠かせない、力強い味方であるといえます。

☆「サケの身はなぜ赤い？」にまつわるドラマ

アスタキサンチンの重要性について、もう少しお話しさせてください。

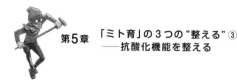

エビ、カニなどの甲殻類は、茹でると赤い色に変色します。魚類でもサケやタイなどは表面や身が赤橙色をしています。この、赤い色もアスタキサンチンのはたらきによるものです。サケは本来白身の魚です。なのに、なぜ赤い色に変色するのでしょうか?

サケは産卵のために川を遡上します。過酷な旅には多くのエネルギーを必要としますが、同時に多くの活性酸素も発生します。そこで、サケはオキアミなどからアスタキサンチンを摂取し、筋肉に十分に溜め込むことで活性酸素を消去しています。

目的地に到達したサケは、筋肉中に蓄えていたアスタキサンチンを、今度は子どもである卵(イクラ)へと引き継ぎます。イクラは、さんさんと紫外線が降り注ぐ浅瀬に産み落とされます。そのイクラをアスタキサンチンが生体内防御物質として、紫外線による遺伝子障害や脂質の酸化から守るのです。

サケは産まれた時から、将来はイクラにアスタキサンチンを託さなくてはいけない運命を背負っています。その過酷な運命に立ち向かうために、長い旅の果てに生まれ故郷の川に戻り、そしてその使命を全うして生涯を終える。なんだかとてもドラマチックに思えます。精神的・肉体的なストレスに日々さらされている私たち人間にとっても、生きるうえでアスタキサンチンの抗酸化力が欠かせないのです。

5-4 適度な運動は活性酸素から身を守る"サプリメント"

☆運動不足が活性酸素を増やす？

本章の最後に、活性酸素と「運動」との関係についてお話しします。

活性酸素を発生させる原因のひとつに「運動不足」があります。

私たちの祖先がまだ定住して稲作を行う以前の狩猟時代には、獲物を追って何日も野山を駆けまわり、ようやくわずかな食糧を手に入れるという生活を続けていました。その時代には一定量の運動が、生きていくうえで必須でした。その祖先の遺伝的遺産として、運動は生活に欠かせない要素のひとつとして、現代に生きる私たちに受け継がれています。

ところが、現在では食事は好きなだけ食べることができ、移動は車か公共交通機関。さらに生活の様々な場面における省力化や労働の機械化・自動化が進み、私たちはほとんど体を動かさなくても食物に困らず、生きていけるようになりました。したがって、日常生活の中で十分にエネルギーを消費し、体力を維持することが難しくなっています。

このような運動不足は、栄養の過剰摂取や偏りなどと相まって、がん、脳卒中、心疾患、肥満、糖尿病、高血圧症、脂質代謝異常症、認知症、骨粗しょう症……などの様々な生活習慣病を招く原因になっています。それだけでなく、極めて興味深いことに、これらすべての病気は活性酸素が増えることで起こると言っても過言ではありません。急に入院を余儀なくされ、ベッドで安静にしている時にも活性酸素は増えます。これは骨格筋組織への血流の低下、いわゆる「虚血」が原因で起こります。

☆トライアスリートに「しわくちゃな人」が多いワケ

運動不足による虚血が活性酸素を引き起こす原因だとお話ししました。しかし、一方で過度な運動は、かえって活性酸素を増やすリスクを高めてしまいます。これは、私自身がトライアスロンという最も過酷な競技を長年行っているからこそ実感していることです。

しかし、運動のやりすぎは禁物です。

トライアスロンなどの体に負荷の大きいスポーツをやっている人には、色が黒く、しわがたくさんある人が多い印象がありませんか？　それは印象ではなく、実際に「しわくちゃ」な人が多いのです。それは、激しい運動により活性酸素が発生し、その酸化ストレスによって老化が進んでいる証拠です。さらに激しいトレーニングの後に、ラーメンなどを食べてしまっては糖化が起こり、老化が進むわけです。

なぜ、過度な運動が活性酸素を増やすのか？　それには大きく3つの原因があります。

①酸素消費量の増加によるミトコンドリアの不具合
②運動時の虚血状態（低酸素状態）
③運動による筋肉での炎症の進行

①酸素消費量の増加によるミトコンドリアの不具合

体内のミトコンドリアでは、安静時でも呼吸した酸素の2〜3パーセントが活性酸素となって発生しています。一方、運動時には安静時の10〜20倍もの酸素を吸入しています。そのため、ミトコンドリア内（電子伝達系）では、運動時に大量に吸い込んだ酸素に十分に電子を渡し、ＡＴＰをつくるための歯車を正常に回すゆとりがなくなります。その結果、過剰に余った酸素から活性酸素が生じてしまいます。

②運動時の虚血状態（低酸素状態）

運動不足だけでなく、運動時にも、筋肉に血流が持っていかれ、内臓の一部が虚血状態（血流が不足する状態）に陥ります。虚血状態になると、「キサンチンオキシダーゼ（ＸＯ）」という酸化酵素が活性化します。このキサンチンオキシダーゼのはたらきによって活性酸素が増えます。

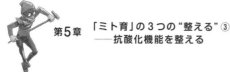

③運動による筋肉での炎症の進行

ここまでで生じた活性酸素は、骨格筋や内臓組織を損傷させ、炎症を引き起こします。そのため、これらの組織に好中球やマクロファージなど、さらに炎症を引き起こす細胞が集まってきます。

マクロファージなどの炎症細胞の表面には酸化酵素が存在しています。その酸化酵素が活性化され、活性酸素がさらに大量に発生されるのです。

☆「適度な運動」は抗酸化防御機能を高めてくれる

このように、過度な運動には活性酸素を発生し、細胞を傷つけるリスクがあります。しかし、逆に運動によって発生した活性酸素が刺激となって、抗酸化防御機能が高まる仕組みが、私たちの体には備わっています。

運動をすることは、①酸素消費量を増加させ、②筋肉の虚血・再還流を進め、③マクロファージなど炎症細胞浸潤を進め、活性酸素を発生させます。

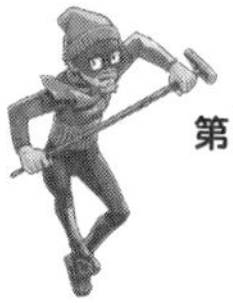

激しい運動はNF－κBを活性化させ、細胞障害をもたらしますが、適度な運動はNrf－2を活性化させ、抗酸化防御システムの亢進、血管拡張や血流増加、ミトコンドリア機能の亢進をもたらします。

実はこのような機能向上は脳内でも起こり、脳神経細胞の新生や神経接合部位であるシナプスの情報伝導性を高め、脳機能を向上させるのです。

つまり、適度な運動は筋力や体力を高めるだけでなく、脳機能をも高め、認知症の予防にも効果があるということです。

この他にも、適度な運動は次のようなメリットをもたらします。

図表5-7　活性酸素の「悪い反応」と「良い反応」

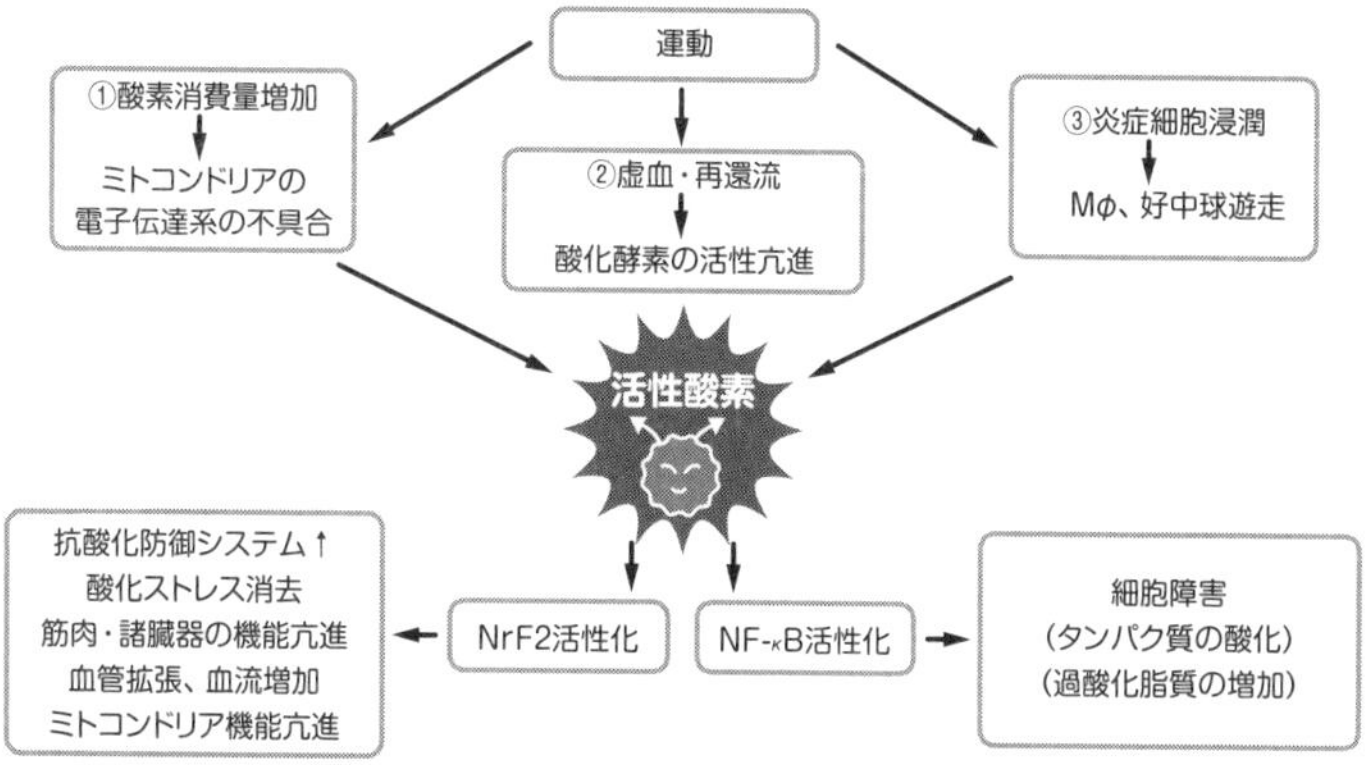

運動による活性酸素生成と抗酸化システム亢進の仕組み
Gomez-Cabrera. M. C.ら、The journel of Physiology, 567. 113-20(2005)を改変

適度な運動のメリット① 精神的リラックス

心身に過剰なストレスが加わると、体内では活性酸素ができやすくなります。その結果、炎症が起こったり、組織が破壊されたりして、免疫機能が低下し、がんや脳卒中、心疾患、認知症など様々な病気の原因になります。

ところが、適度な運動やスポーツはそのような交感神経の緊張をほぐし、活性酸素ができるのを抑えてくれます。気分が爽快になると、血圧の上昇も改善され、高血圧の予防にもなります。

私たちの体の調節、すなわち血圧や心拍数の調節から、ホルモンの分泌、胃や腸の消化器活動の調節や免疫機能にいたるまで、多くの機能が交感神経と副交感神経のバランスで保たれています。適度な運動やスポーツは、こ

図表5-8 ストレスによって活性酸素が生成される仕組み

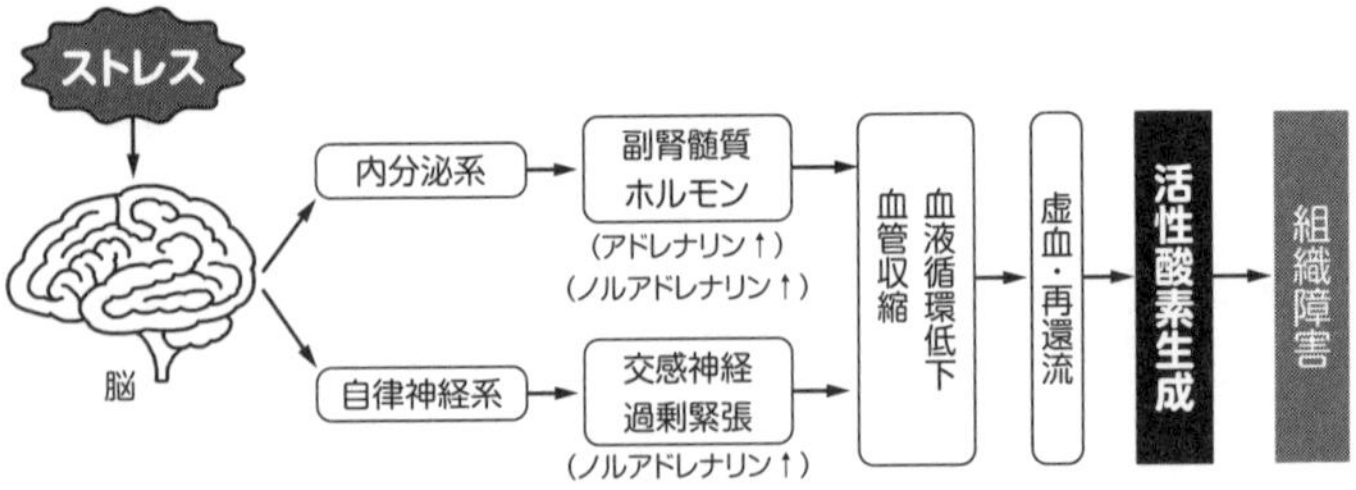

注）副腎皮質からはコルチゾールというストレスホルモンが分泌される

のバランスを見事に調整してくれるのです。

適度な運動のメリット② エネルギー消費による肥満解消と血圧改善

適度な運動やスポーツが健康に及ぼす第二の効果には、「肥満の解消」を挙げることができます。これは、読者の皆さんにもイメージがしやすいと思います。

肥満は糖尿病をはじめ、脳卒中、心疾患、がん、認知症などの原因となります。そして何より、肥満は「慢性炎症」の一種です。慢性炎症はすべての病気の原因になります。

適度な運動のメリット③ 体内の血流増加、新陳代謝の亢進

適度な運動の第三の効果は、全身の血流が増加し、新陳代謝が活発になることでしょう。体内の血流量が増加すると、組織をつくり変える材料の栄養と酸素が、各臓器に潤沢に行き届き、新陳代謝が活性化されます。さらに、代謝老廃物を運び去ってくれます。

私が何年にもわたってトライアスロンという競技を続けているのも、運動がもたらすこれらのメリットを実感しているからです。一方で運動がもたらす活性酸素のリスクも重々

理解しているので、ここまで紹介してきた抗酸化対策は欠かさず実践しています。

☆運動という〝サプリメント〟から始めてみよう

「結局、運動って活性酸素を増やすの？　抗酸化機能を高めるの？」と混乱してしまう人もいるかもしれませんが、ポイントは「適度な運動」です。自分の年齢や体調などに適した運動は、抗酸化機能を高めるうえでもとても有効で、かつお金のかからない〝サプリメント〟であるといえます。

「運動」や「スポーツ」と聞くと、私たちはそのための時間をしっかり確保しないと始められない、と考えがちです。現に多くの人が、「仕事が忙しくて、時間がない」「運動は疲れるし、苦しいからいやだ」と思っているようです。

しかし、特別に時間を取らなくても、日常生活の中で体を動かす運動の工夫はできるものです。駅や会社の階段はエスカレーターやエレベーターは使わずに歩く。お昼には商店街でもぶらぶら歩く。会社帰りにお酒を飲んだら、酔い覚ましにバスや電車の一駅か二駅分歩く。日曜日は、公園をぶらぶらして四季の変化を観察する。特別な時間をつくらなくても、歩くことなら日常生活において取り入れることは可能です。

私が推奨する運動の心拍数の目安は「(220－年齢)×0・7」です。まず手始めに、お金がかからず気軽に摂取できるサプリメントである運動から、抗酸化対策を始めてみませんか。

付録

「ミト育」を始めるにあたってのセルフチェックリスト

本書でご紹介した「ミト育」を実践するにあたり、主要な栄養素が欠乏しているかどうか、そしてミトコンドリアの機能を低下させるリーキーガットや副腎疲労がないかを自己診断する「セルフチェックリスト」をご用意しました。

それぞれの項目で3個以上当てはまっていたら、栄養素が欠乏の（またはその現象が起こっている）可能性があります。また、トータルで20個以上該当する場合は、すべての栄養素が「摂取・吸収・消費」不良の可能性大です。

1）ビタミンB欠乏の可能性

- □いつも疲れている
- □口内炎ができる
- □アルコールをよく飲む
- □よく眠れない
- □甘いものが好き

2）鉄欠乏の可能性

- □朝起きるのが辛い
- □イライラ、不安感がある
- □アザがよくできる
- □頭痛、めまい、耳鳴りがある
- □のどにつかえ感がある

3）タンパク質欠乏の可能性

- □パン、麺を食べることが多い
- □冷えが辛い
- □サプリメントの効果が出ない
- □肉類を食べると胃がもたれる
- □肌のくすみが気になる

4）亜鉛欠乏の可能性

□風邪をひきやすい
□傷が治りにくい
□肌が乾燥しやすい
□髪の毛が抜けやすい
□味がわかりにくくなった

5）マグネシウム欠乏の可能性

□血圧が高い、不整脈がある
□低体温、冷え性
□記憶力の低下、抑うつ、不安、イライラ
□こむらがえりをよくする
□体がちくちく、ムズムズする

6）リーキーガットの可能性

□おなら、便の臭いが気になる
□お腹が張る、ゴロゴロしやすい
□口臭が気になる
□便秘、もしくは下痢が多い
□ゲップがよく出る

7）副腎疲労の可能性

- □太れない、もしくは運動しても痩せない
- □落ち込む、集中力がない、やる気がなくなった
- □頭に霧がかかっている感じがする
- □何をしても楽しくない
- □夜中に目が覚めると眠れない

あとがき

私がこれからの残りの医師としての人生、この分子栄養学で患者さんの診察にあたろうと考えたきっかけは、一人の患者さんからでした。

その方は、耳のご不自由な過敏性腸症候群の患者さんでした。

僕はそれまでも、80億人すべての人を分子栄養学の力で笑顔にする、ということをvisionに掲げ、診療にあたっていました。

栄養療法外来は、国民健康保険は使えません。自費診療です。初診料も再診療も、サプリメントも、海外の検査センターまで提出しなくてはならない特殊検査である、バイオロジカル検査もすべて自費診療です。とくに有機酸検査、GI-MAP、唾液コルチゾール検査、遅延型アレルギー検査などのバイオロジカル検査は、びっくりするほどとても高額です。どこの病院に行っても原因のわからない、治らない「不定愁訴」に悩むすべての患者さんが、こんな高額な検査は受けることはできませんし、高額なサプリメントを購入することはできません。

そこで私は、初診料も再診料も、検査の値段も極力下げ、高額な医療用サプリメントは使用せず、海外の個人輸入できる安価なサプリメントを使用することにしました。場合によっては検査もそこそこに、統合医療を生業とする知識と経験だけで患者さんにあたっていました。それだけで患者さんを元気にすることが美徳であると考えていたのかもしれません。

患者さんは安く治したい、私はとにかくたくさんの患者さんを安く元気にしてあげたい、と。

金額は他院と比べ半分に抑えられている当院を、ネットで見つけたたくさんの患者さんが来院されるようになりました。でも、そこにはｗｉｎ－ｗｉｎの関係はありませんでした。そこまで安くしてもなお、高額な栄養療法に、患者さんからはニセ医療だ、ニセ医者と揶揄され、googleで「分子栄養学」と入力し、スペースを開けると「分子栄養学」インチキ」と表示される事実を目の当たりにした時、とても悲しい気持ちになった私は、栄養療法外来を閉鎖しました。

それから私は、日本の純資産1億以上の、いわゆる富裕層と言われる人々、たった2・6%しかいない、それでも日本全体の純資産の半分を担っている方たちだけ、そして自身のアイデンティティであるアスリートの方たちだけに限って栄養療法を伝えていきました。

しかし、「何か違う、私のやりたいことはこれではない。80億人を分子栄養学で笑顔にすることではなかったのか？」と考えるようになりました。

そこに耳のご不自由な、20代の過敏性腸症候群の患者さんが現れたのでした。

とにかく人前でお腹がグルグルと音を立てることが恥ずかしい、自分の体から嫌な匂いが出ているのではないかと気にしてしまう、電車に乗れない、会社にも行けないのだと。

この悩みを、先生の力で治してくれないかと相談を受けました。私はこの方に分子栄養学の治療を始めました。しかし、わかってはいたものの、あまりの高額な検査費用や治療代金に、「私には無理です。これ以上続けることはできません」と、途中で治療の中止の申し出がありました。

その方は最後、僕に夢を語ってくれました。

「先生聞いてくれますか？　私の夢はね、親友と映画を観に行くことなの」

自分と一番仲のいい、自分のことを一番理解してくれる親友と映画にすら行けない。いつお腹が鳴り出すか、自分の体から嫌な匂いがするのではないか……。

私は頭を思い切りハンマーで殴られたような気持ちになりました。この患者さんの夢を叶えられないで、何が80億人を笑顔にするだ、調子のいいことを言うな、と。
なぜ、分子栄養学は敷居が高いんだ？　値段？　だとしたらなぜこんなに高額なんだ？　そうか、検査代金が高いんだ、サプリメントが高いんだ、なぜ高いんだ？　そもそも、値段はこんなに高いものなの？　代理店が原因？　輸送料？
じゃ、私が日本の正規代理店になればいいんじゃないか？　だったら検査会社の日本法人をつくって、日本で検査できればいいんじゃないか?と。私のvisionを叶えるために日本法人をつくるという大きな大きな、ひとつのmissionが生まれました。

「そのためには、分子栄養学を現代の標準医療に」

日本中が湧きに沸いた東京オリンピック２０２０、ドイツ、スペインを破ったＦＩＦＡワールドカップ・カタール２０２２、そして、こんなドラマチックな幕切れがあるのかという、日本が世界一になったWORLD BASEBALL CLASSIC 2023。エネルギー産生工場であるミトコンドリアを元気にするこの「３つのミト育」は、そんなアスリートたちにこそ読んでほしいと思っています。

スポーツは人に感動を与えます。人に勇気を与えます。すると心が動くだけでなく、大きな壁が動き始めます。

今、アジアといえば日本でないことは皆さん周知の事実だと思います。中国、韓国……。日本は何番目なのでしょうか？　分子栄養学がアメリカで生まれて50年余り。日本は遅れをとっているものの、かろうじて、かろうじて、アジアの中ではNo.１です。

この素晴らしい学問を広め、日本を元気にする。日本のオリンピック金メダルを倍にする、アスリート選手生命を可能な限り延ばす、今のパフォーマンスを２倍にも３倍にもする、これを分子栄養学は可能にできると僕は真剣に考えています。

そのための足がかりとして前著、『なぜ、人は病気になるのか？』、そしてこの『元気なカラダを手に入れる３つのミト育』を完成させました。これをきっかけに、もっともっと栄養療法に取り組んでくださる医科、歯科の先生が増え、カウンセラーの先生が増え、治療家の先生が増え、日本の医療において分子栄養学が当たり前になればどんなに素晴らしいだろうと考えるようになったのです。

アフリカに、有名なことわざがあります。

If you want to go fast, go alone.
If you want to go far, go together.

早く行きたければ1人で行け。
遠くまで行きたければ、みんなで行け。

私1人の力ではどうすることもできない大きな壁があります。
それには、皆さんのご協力が必要です。ぜひ、私に力を貸してください。
よろしくお願いします。

2023年3月末日

医療法人社団健静会アクアメディカルクリニック院長『ミト育先生』寺田武史

[参考文献]

○横田邦信『マグネシウム健康読本』現代書林（2006）

○西牟田守他、（1998）マグネシウム、7,123-132

○日本内科学会雑誌 106 巻　第 3 号

○ Wiley Barton, et al .:Gut. 2018 Apr;67(4):625-633

○ Jonathan Scheiman, et al . Nat Med. 2019 Jul;25(7):1104-1109

○ Riley L, Front Nutr. 2019; 6:191

○ Diego Moreno-Perez et al . Nutrients. 2018 Mar 10;10(3):337.

○ Liska DJ. The Detoxification Enzyme Systems. Altern Med Rev. (1998) 3:3, 187-198

○ T. Terada and D. Hira, Intestinal and hepatic drug transporters: pharmacokinetic, pathophysiological, and pharmacogenetic roles. J Gastroenterol. (2015) 50:508-519

○ Rachel N. Carmody and Peter J. Turnbaugh. Host-microbial interactions in the metabolism of therapeutic and diet-derived xenobiotics. The Journal of Clinical Investigation. (2014) 124:10, 4173-4181

○ Gomez-Cabrera.M.C The Journal of Physiology. (2005) 567. 113-20